ELISABETH LANGE

— DIE —
UHR
DIÄT

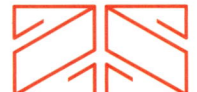

INHALT

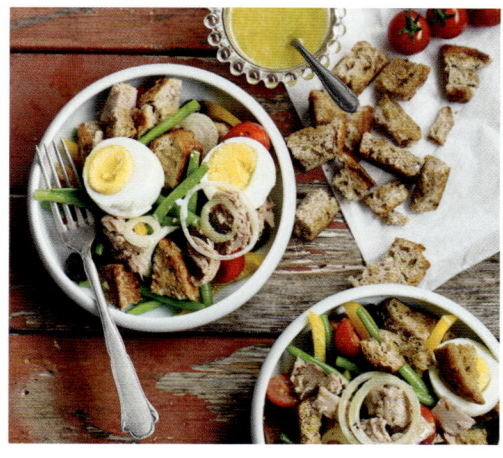 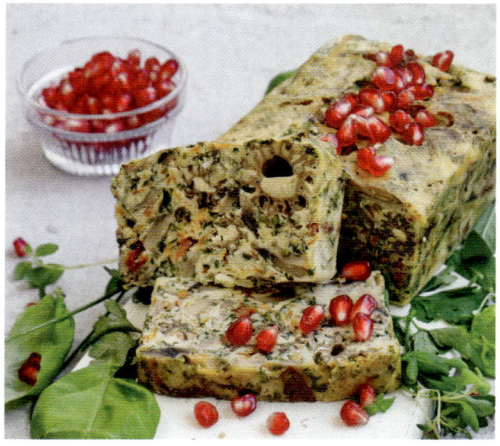

KLEINER HUNGER, GROSSE LUST

Ja, stimmt, ich schreibe Bücher übers Abnehmen. Und ja, ich bin auch einigermaßen normalgewichtig. Mein Verhältnis zum Essen ist aber keineswegs platonisch. Ich esse gern gut und am liebsten viel. Ein Elend, dass ich von Natur aus keine Elfe bin, sondern mich immer wieder kräftig zügeln muss, um nicht aus dem Leim zu gehen. Diese Veranlagung teile ich mit einem Mann, von dem ich dachte: Der doch nicht! Walter C. Willett, weltberühmter Professor aus Boston*. Unter all den hochgebildeten Harvard-Wissenschaftlern ist er ein Meister, ein Pionier der Ernährungswissenschaft, einer, der wirklich Einfluss nimmt auf Politik und Industrie.

WUNDERBARE ENTDECKUNG

„Ich könnte leicht fett werden, das würde ich ganz schnell hinkriegen", sagte der ziemlich schlanke Forscher am Rande eines großen Kongresses zu mir und den Umstehenden. Ist es nicht entlastend, wenn so einer mit den gleichen Problemen kämpft wie die halbe Welt um uns herum? Aber warum zum Teufel hat uns Mutter Natur beim Essen nicht ein besseres Stoppsignal eingebaut? Diese Frage treibt mich schon seit Jahren um. Schließlich war mir Kalorienzählen immer verhasst, ich kann ohnehin schlecht rechnen. Doch jetzt im Verlauf der Arbeit an diesem Buch begreife ich, dass unsere innere Biologie uns tatsächlich mit einem prächtigen „Ich-bin-satt-Gefühl" gegen ausufernden Appetit versorgt hat. Unser hyperaktives Leben bringt es allerdings fertig, diesen uralten Mechanismus auszuhebeln.

Sein Statement und die anderer Fachleute finden Sie in der hinteren Umschlagklappe.

„Haben Sie selbst auch mal gefastet?", werde ich oft gefragt. Klar! Auch mein privates Umfeld musste dran glauben. Eine Weile habe ich ein, zwei Tage die Woche gefastet. Das ging überraschend gut, aber auf Dauer passt es noch besser in meinen Alltag, die nächtliche Esspause auszudehnen: Frühstück um 11 Uhr, Abendessen um 18 Uhr. Ab und zu eine Auszeit, wenn Freunde kommen oder zu Festtagen. Das bleibt wohl so!

WENN FASTEN, DANN FASTEN. WENN REBHUHN, DANN REBHUHN.

Teresa von Ávila (1515 – 1582)

Der Grund: Es ist einfach bequem. Wenn ich mich tagsüber nicht um meinen Magen kümmern muss, kriege ich eine Menge mehr Jobs erledigt. Aber das Beste daran: Die Esspausen schicken meine Geschmacksknospen in die Reha. Bei der nächsten Mahlzeit tanzen sie dann Macarena. Schon weil sich das Sattwerden dann so wunderbar anfühlt, mag ich auf diesen Lebensstil nicht mehr verzichten. Die Uhr-Diät ist für mich längst ein Stück Alltag geworden.

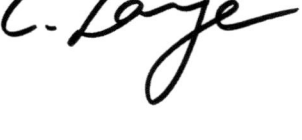

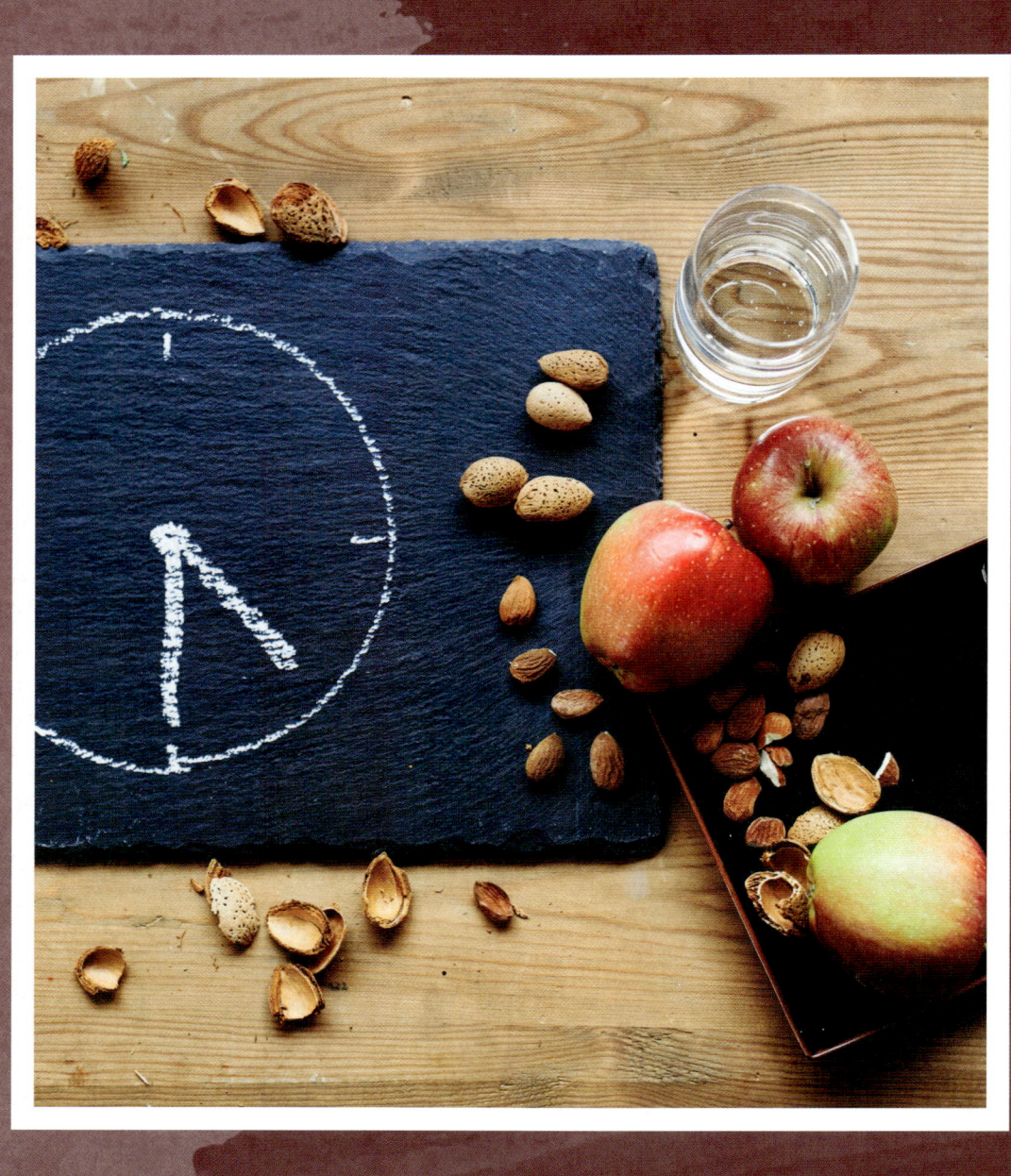

ZEIT ZUM ABNEHMEN

Auch wenn wir Hightech lieben, ursprünglich sind wir Kinder der Natur. Sie regelt unser Leben durch ein uraltes System innerer Uhren. Die besitzen zwar keine Rädchen zum Aufziehen, ticken jedoch im Rhythmus von Tag und Nacht, von Fasten und Essen. Kein Zweifel: Winzige Zeitmesser bestimmen über unser Wohlbefinden und unser Gewicht. Das wirft einiges über den Haufen, woran wir bisher fest geglaubt haben.

EiN WEG, DER SCHLAU UND SCHLANK MACHT

Was wäre, wenn es endlich eine wirksame Pille gegen Übergewicht gäbe? Eine, die gleichzeitig auch noch die Laune hebt, den Spaß am Sport fördert und auf Dauer die grauen Zellen schützt. Wir würden doch sofort ein Glas Wasser holen und sie hinunterspülen. Oder?

Es gibt diese Therapie, hier ist sie. Fangen wir gleich damit an, je früher, desto besser. Aber es ist keine teure Pille, sondern die Uhr-Diät. Wer sich auf diese Methode einlässt, wird viel Geld sparen. Dabei kann er seine Lieblingsgerichte weiter genießen und er wird auch nicht genötigt, plötzlich Sachen auf den Tisch zu bringen, die er sonst nie angerührt hätte. Mit der Uhr-Diät braucht man weder Wundermittel aus der Apotheke noch teure Ernährungskurse. Im Zentrum steht ein einfaches Konzept: Über Nacht mindestens 12 Stunden lang Chipstüten und den Kühlschrank fest verschlossen halten und auch zwischen den Mahlzeiten nichts essen. Oder einfach jeden zweiten Tag auf die Essbremse treten. Kurzzeit-Fasten oder zeitbeschränktes Essen heißt die angenehm flexible Methode, die gerade unter führenden Fachleuten Furore macht und weltweit engagiert erforscht wird. Ihre Vorzüge beruhen auf uralten Mechanismen des Körpers, die uns die Natur mit auf den Weg gegeben hat, um das Überleben in guten wie in schlechten Zeiten zu schützen.

DiE NATUR HAT VORGESORGT FÜR ZEiTEN MiT UND OHNE KALORiEN

Bis vor Kurzem galt unter Ernährungsexperten noch die Vorstellung, dass wir Menschen übergewichtig werden, weil unsere geizigen Gene einmal angelagertes Fett eisern festhalten – wie eine Art Lebensversicherung gegen das Verhungern. Der Diabetesspezialist James V. Neel hatte diese Idee 1962 in die Welt gesetzt, und sie schien plausibel, weil die Evolution ja nicht ahnen konnte, dass wir einmal im Kalorienüberfluss von heute leben würden. Doch die Natur ist wieder einmal intelligenter, als wir gedacht haben.

Sie hat für beide Fälle vorgesorgt, für Mangel und für Überfluss. Ein biologischer Kippschalter, den alle Menschen und Säugetiere im Inneren ihrer Zellen besitzen, springt an, wenn wir eine Weile nicht essen, wenn wir fasten. Dann versorgt er den Körper mit Energie aus den Reserven. Dafür werden Fettpolster eingeschmolzen, der Körper räumt auf und recycelt angeschlagene Zellen, um Material zu gewinnen. In diesen Zeiten kommt auch in ausgemachte Faultiere Leben, sie werden aktiv und hellwach, die Lust auf Bewegung steigt. Ein leerer Magen macht uns also nicht schwach, sondern aufmerksamer und körperlich reger. Eigentlich logisch: Schließlich mussten unsere frühen Vorfahren – auch wenn sie noch so hungrig waren – losgehen und Früchte sammeln oder nach Jagdbeute suchen.

Essen wir nach einer Fastenpause wieder etwas, schaltet das Hormon Insulin den Stoffwechsel wieder auf Input. Und alle hereinkommende Energie, die nicht gleich verbraucht wird, landet in den Vorratslagern der Fettdepots.

Der biologische Kippschalter, der Mangel und Überfluss an Nahrung regelt, ist eng mit den inneren Uhren verbunden, die in fast jeder Körperzelle ticken (mehr dazu ab Seite 20). Beide gemeinsam regeln den Schlaf, entscheiden, wann wir hungrig werden, steuern unseren Bewegungsdrang und unsere Lust auf Sex. Ohne diese Regler kommt kein Lebewesen aus. Das Erbe steckt tief im Inneren unserer Zellen und ist viel älter als die ältesten Vorfahren des Menschen. Man findet den Regler sogar in Cyanobakterien, und die zählen zu den ältesten Lebensformen überhaupt.

Graue Zellen fasten gern

FASTEN MACHT SCHLAU

Das erwachsene Gehirn sei unveränderbar, dachten Fachleute jahrzehntelang und prägten damit ganze Unternehmenskulturen. Doch längst besteht kein Zweifel mehr daran, dass Leistungssteigerung und Selbstreparatur des Gehirns bis ins hohe Alter möglich sind. Auf lange Sicht funktioniert unser Kopf besser, wenn wir uns nicht übermäßig satt essen. Es sind die Pausen vom Essen, die Null-Kalorien-Phasen, die unseren Geist fit halten. Fasten wir über Nacht mindestens 12 Stunden, steigt der Spiegel für einen Wachstumsfaktor (BDNF, „Brain-derived neurotrophic factor"). Er beflügelt unsere Lust zu lernen und das Gedächtnis funktioniert besser. Dieses kurzzeitige Fasten wirkt auf Nervenzellen wie ein Anti-Stress-Training. Es bewahrt sie vor frühzeitigem Zerfall und unterstützt ihre Anpassungsfähigkeit (siehe auch Seite 53).

AUF DER SUCHE NACH
DER VERLORENEN ENERGIE

Was und wie viel wir essen, hängt von seltsamen Dingen ab: von Werbespots und Packungsgrößen, von den Leuten um uns herum, von Lichtverhältnissen, Raumfarben, Gerüchen und Geräuschen. Unsere Gewohnheiten spielen dabei eine ebenso große Rolle wie die Umstände, unter denen wir unser Essen genießen. In unser Bewusstsein dringt davon kaum etwas. Wir glauben fest, dass wir essen, weil wir hungrig sind oder weil es uns gerade so gut schmeckt. Dabei haben die meisten der 200 Entscheidungen, die wir im Hinblick auf Essen und Trinken täglich treffen, mit den ursprünglichen Bedürfnissen des Körpers wenig zu tun.

WIR ESSEN MEHR ALS GENUG, LEIDEN ABER TROTZDEM OFT UNTER EINEM DIFFUSEN MANGEL.

Ein Gefühl der Erschöpfung hat viele von uns erfasst. Wir schreiben es der Überlastung im Beruf zu – oder ganz allgemein dem Stress der modernen Zeit. Mancher vermutet eine verborgene Krankheit dahinter oder glaubt, dass Allergien ihm die Kraft rauben. Findet kein Arzt die Ursache der inneren Energiekrise, meinen viele, die „Chemie" in unseren Lebensmitteln sei schuld. Sie fürchten, dass Rückstände von Pflanzenschutz- und Konservierungsmitteln ihnen die Lebenskraft stehlen. Ihre Rettung ist „Bio". Dass „Zurück zur Natur" zu den großen Trends der Gegenwart gehört, kommt nicht von ungefähr. Im Zeitalter von Hightech und Smartphone träumen viele Menschen vom Rückzug ins Ländliche. Oder, besser noch, in die urwüchsige Natur, dort wo Freiheit, Stille, Friede und Weite herrschen. Neu ist das nicht. Im Lauf der Jahrhunderte hat sich immer wieder der Gedanke aufgedrängt, dass uns der technische Fortschritt auf schmerzhafte Weise von der Natur entfernt.

WAS AUF DEN TISCH KOMMT,
ENTSCHEIDET DIE NEUESTE MODE

Auf der Suche nach mehr Wohlbefinden stellen deshalb immer mehr Menschen ihre Essgewohnheiten streng auf den Prüfstand. Aber was ist dabei richtig und wichtig? Sind es Naturprodukte oder nährstoffreiche Superfoods, die uns die natürliche Fitness und Lebensfreude bringen? Oder müssen wir auf immer mehr Lebensmittel verzichten, weil sie uns schaden?

Diesen Fragen gehen Wissenschaftler an ungezählten Forschungsinstituten in aller Welt nach. Seit Mitte der 1990er-Jahre hat sich die Molekularbiologie, also die Forschung im Bereich der Zellen und Moleküle, explosionsartig entwickelt. Sie folgt dem Werden und Vergehen im millionenfach verzweigten Internet des Stoffwechsels, um herauszufinden, wie man das Wohlbefinden der Menschen steigern kann. Dabei sucht sie in unseren Genen, was uns die Ahnen als erbliche Ausstattung mit auf den Weg gegeben haben.

EINFACH UND NATÜRLICH – EIN LEBEN NACH DER INNEREN UHR

Nun zeigt uns die Wissenschaft einen neuen Weg zum gesunden Körpergewicht und der heißt wieder einmal: zurück zur Natur! Er besagt, dass unser Körper mehr verlangt als Nährstoffe und Kalorien. Nicht einmal der viel gerühmte regelmäßige Sport reicht allein, um uns schlank, gesund und beschwingt durchs Leben zu lotsen. Aber was dann? Gesundes Leben, sagen Forscher neuerdings, ist eine Frage des Timings. Anstelle von Kalorienzählen fordern sie „Time-restricted eating", also Essen zum richtigen Zeitpunkt, ein vernünftiges Timing für Mahlzeiten und ein Ende des Dauer-Snackens. Mahlzeiten – sagen sie – sollten nur noch am Tag stattfinden, nicht mehr spätabends oder nachts.

Das macht Sinn, denn unser Organismus pflegt eigentlich ein perfektes Zeitmanagement. Er gehorcht den Tag- und Nachtrhythmen und den unermüdlich im 24-Stunden-Takt tickenden Uhren in seinem Inneren. Das ist der Rhythmus, bei dem jeder mitmuss. Über Botenstoffe sagen sie uns, wann es Zeit ist aufzustehen, zu essen und schlafen zu gehen. Sie halten uns gesund – vorausgesetzt, wir stören dieses Wunderwerk uralter Biologie nicht.

War immer schon da!

EINE GANZ NEUE ART VON „BIO"

Die Uhr-Diät darf man ruhig doppeldeutig als „U(h)r-Diät" verstehen. Denn sie empfiehlt eine Art zu essen und zu leben, die den biologischen Taktgebern gerecht wird. Sie ist also eigentlich keine Diät, sondern die Wiederentdeckung der natürlichen Lebensweise, für die wir gemacht sind. Dieser Weg zum schlanken, kraftvollen Körper steht im Einklang mit unserem biologischen Ursprung und ist entwicklungsgeschichtlich älter als Mensch und Tier.

SEIT DER STEINZEIT ERPROBT

Die ersten Menschen, die so aussahen und dachten wie wir, lebten vor über 200 000 Jahren als Jäger und Sammler im Paläolithikum, in der Altsteinzeit. Sie mussten sich ziemlich abrackern, um zu überleben, und sie taten es an der frischen Luft. Das Tageslicht diente ihnen als Zeitgeber, der ihre Leistungs- und Ruhephasen steuerte.

Die ursprüngliche Ernährung des Menschen war ungemein abwechslungsreich. Auch was die Mengen angeht. Manchmal gab es überreichlich zu essen. Dann schlemmten unsere Ahnen, weil sie große Tiere erlegt hatten oder ein Übermaß an Früchten reif war. Sie nutzten die Gelegenheit, sich die Bäuche vollzuschlagen. Schließlich gab es für verderbliche Vorräte weder Kühlschränke noch Gefriergeräte. Zu anderen Zeiten aber blieb ihr Magen leer, für Stunden, Tage oder sogar Wochen. Trotz Hunger mussten sie dann aktiv werden, um etwas zum Essen heranzuschaffen.

Ein fetter Braten kam wohl nicht sehr oft auf den Grill. Das Fleisch aus der Jagdbeute war meist mager, nur Nüsse und Samen lieferten etwas mehr Fett. Da unsere Vorfahren überwiegend von Pflanzlichem lebten, stellte sich ihr Bauch darauf ein. Sie aßen ballaststoffreiche Pflanzen wie etwa Samenkerne, Blätter, Früchte, Wurzeln und Knollen. Noch heute gehen deshalb rund 70 Prozent unseres Sättigungsgefühls auf einen gut gefüllten Bauch zurück. Unsere Verdauungsorgane haben sich für eine Ernährungsweise entwickelt, in der isolierte Kohlenhydrate nicht leicht zu haben waren, sondern erst nach und nach aus einem Gerüst von Ballaststoffen herausgelöst werden mussten. Was bei Familie Feuerstein vor Urzeiten gegessen wurde, lockte deshalb nur wenig vom Dickmacherhormon Insulin hervor, hielt aber lange satt. Dagegen waren süße Limonade und Fruchtsäfte bei den Feuersteins natürlich ebenso unbekannt wie Cola und Milchkaffee. Unsere Vorfahren tranken Wasser, vielleicht mit Kräutern oder Beeren versetzt. Sie kannten Hunderte Pflanzen, darunter auch solche, die ihren Geist entweder beruhigten oder beflügelten. Wahrscheinlich nutzten sie sogar etliche, die es längst nicht mehr gibt oder deren Wirkungen wir vergessen haben.

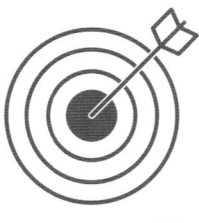

Übergewicht ist eine Folge unserer Lebensweise.

ESSEN, WENN DiE SONNE SCHEiNT – NACHTS SCHLAFEN UND FASTEN

Weil unsere Vorfahren nur bei Tageslicht Beute fangen, Pflanzen sammeln oder auf dem Feld ernten konnten, wurde bis tief ins 19. Jahrhundert hinein auch nur tagsüber gegessen. Vor der Erfindung des elektrischen Lichts und dem 24-Stunden-Lieferservice für Pizza und Pasta haben wir Menschen über Hunderttausende von Jahren im Dunkel der Nacht kaum jemals etwas in den Mund gesteckt. Späte Mahlzeiten und Aufbleiben bis in die Morgenstunden sind in der Geschichte des Menschen ein extrem junges Phänomen. Schließlich liegt die Erfindung der Glühbirne durch Thomas Alva Edison weniger als 150 Jahre zurück. Im Angesicht der Evolution ist das nicht einmal so lange wie der sprichwörtliche Augenblick. Wie stark künstliches Licht auf unsere inneren Uhren wirkt, erfahren sie ab Seite 20.

Jahrzehntelang war die Botschaft unserer staatlich geförderten Gesundheitsexperten eindeutig: Um abzunehmen, muss man einfach nur weniger essen und sich mehr bewegen. Scheint plausibel. Es hat nicht geklappt? Dann war man als Betroffener selber schuld. Aber nun stellt sich heraus: So simpel wie gedacht, reagiert unser Körper nicht. Neueste Forschungsergebnisse stellen immer öfter das alte Wissen infrage. Denn Tierversuche und Studien am Menschen zeigen, dass der Zeitpunkt und die Häufigkeit der Mahlzeiten unser Körpergewicht mitbestimmen.

Tageslicht, innere Uhren und häufige Esspausen ordnen unseren steinzeitlich geprägten Stoffwechsel. Es sind keine selbst ernannten Diät-Gurus, die das sagen, sondern führende Grundlagenforscher und immer mehr staatliche Forschungseinrichtungen. Dringlich mahnen sie einen Lebensstil an, der unsere inneren Uhren berücksichtigt. Sonst, so befürchten sie, ist die selbst in armen Ländern grassierende Plage des Übergewichts kaum zu stoppen.

Ganz ohne Gentechnik!

WiE MÄCHTiG SiND DiE GENE?

Unsere Erbmoleküle steuern den Stoffwechsel. Einige, das weiß man bereits, fördern den Appetit, andere hemmen ihn. Wahrscheinlich trägt fast jeder von uns die eine oder andere dieser Genvarianten in sich. Anders als man früher dachte, ist der Einfluss der Gene aber meist viel zu schwach, um sich gleich kiloweise auf der Waage zu zeigen. Zum Vorschein kommen nachteilige Erbanlagen fast nur, wenn der Besitzer sich wenig bewegt und beim Essen ausdauernd zulangt.

MODERNE ZEITEN MACHEN DICK

Es gibt tatsächlich Marathon-Esser, die täglich mehr als 20-mal etwas in den Mund stecken. Doch mit solcher Allzeit-Verfügbarkeit von Lebensmitteln kommen unsere inneren Uhren nicht klar. Wir werden kaum noch richtig hungrig und nie mehr wirklich satt.

Ein Grund für die Gewichtszunahme ganzer Nationen könnte im Verlust der Regeln für kultiviertes Essen liegen. Noch im letzten Jahrhundert galt es als unmöglich, unterwegs im Gehen zu trinken oder aus der Hand zu essen. Naschen zwischen den Mahlzeiten wurde von den Eltern verboten. Wohlerzogene Leute aßen nirgendwo anders als am Tisch – nicht auf der Straße, vor dem Fernseher oder am Schreibtisch. Die Werbebotschaft „To go", also zum Essen im Gehen, signalisiert: Inzwischen dürfen wir überall und immer essen und trinken, ohne dabei als unkultiviert zu gelten.

Wenn wir unseren Magen mit voluminösen Zutaten wie Salat, Suppe oder Gemüse füllen und dabei die Magenwände genügend dehnen, meldet ein Hormonsignal ans Gehirn: genug gegessen! Es versagt allerdings, wenn dauernd Minimengen in den Magen gelangen und daher nie eine Wechselwirkung von Leere und Fülle entsteht. Wer sich immerzu eine Kleinigkeit gönnt, ermüdet die Sensoren des Verdauungstrakts. Auf Dauer kommen so im Gehirn immer weniger Sättigungssignale an. Für das Gefühl satt zu werden, verlangt der Körper dann mit der Zeit immer stärkere Reize durch immer größere Portionen.

KAUEN BALD WIEDER ANGESAGT?

Der beliebteste Weg, Essen in den Körper zu transportieren, ist heute das bequeme schnelle Schlucken. Man denke nur an Cremedesserts, Joghurtdrinks, Milchshakes und an den Welterfolg der Smoothies. Das halb flüssige Fruchtmus hätte früher kaum zum Probieren gereizt, im Gegenteil: Das Breigetränk wäre wohl als Krankenkost oder Babyfood abgelehnt worden. „Da hat man ja nichts zwischen den Zähnen", hätten toughe Typen vor der

Mixermode gesagt. Heute stehen sie auf Softkekse und weiches Sandwichbrot. Das könnte sich allerdings bald wieder ändern. Denn Kauen verlangsamt das Essen und hilft damit letztlich, das Gewicht in Schach zu halten. Wer knackig feste Nahrung im Mund gut zerkleinert, stimuliert Botenstoffe, die Magen, Dünndarm und Bauchspeicheldrüse auf die kommende Mahlzeit vorbereiten. Die Verdauungsorgane antworten mit Sättigungssignalen ans Gehirn. Hat man also die Wahl zwischen einer Schüssel frischem Salat und einem fein gemixten grünen Smoothie, greift man der Figur zuliebe besser wieder zur der Variante, die einem etwas zu beißen gibt.

EINFACH ALLES ABGRASEN

Die größte Veränderung, die sich in unsere Essgewohnheiten eingeschlichen hat, ist das Essen ohne feste Mahlzeiten, von Experten „Grazing" genannt. Grazing vollzieht sich so unterschwellig, dass die Betroffenen kaum etwas davon mitkriegen. Oft sagen sie: „Ich esse doch gar nicht viel" oder „Ich esse nur zu den drei Hauptmahlzeiten". Und irgendwie stimmt das sogar. Denn alles, was ohne Nachdenken abläuft, wird vom Gehirn aus der Erinnerung herausgeschnitten. Der physische Ablauf – Schlucken und Verdauen – funktioniert, ohne dass wir uns darum kümmern müssen.

GRAZING TEST

- Essen Sie oft im Stehen oder im Vorübergehen?
- Können Sie sich meist nicht erinnern, was Sie den Tag über gegessen haben?
- Fühlen Sie zwar oft eine Art Leere, aber keinen ausgeprägten Hunger?
- Essen Sie nur selten an einem gedeckten Tisch?
- Haben Sie nach dem Essen nie das Gefühl, richtig satt und befriedigt zu sein?

Wenn Sie eine dieser Fragen oder mehrere mit Ja beantworten, legen Ihnen Grazing-Verhaltensweisen beim Abnehmen vermutlich Steine in den Weg. Die Uhr-Diät kann Ihnen helfen, wieder zu einem befriedigenden Essrhythmus zurückzufinden.

Doch so können wir das Essen weder genießen noch überblicken, wie viel es war. Schlimmer noch, Daueressen bringt die Räder unserer inneren Uhren aus dem Takt und erzeugt einen Kreislauf von wachsenden Fettpolstern und steigender Abneigung gegen Bewegung. Abhilfe schafft ein molekularer Schalter, der durch Fastenzeiten gesteuert wird, jedoch erst anspringt, wenn der Magen eine Weile nichts zu tun hatte. Eine geniale Erfindung der Natur, die wir unbedingt nutzen sollten.

UNTER DEM FALSCHEN BAUM GEBELLT: IRRWEGE DER FORSCHUNG

Fast jeder legt Wert darauf, seinen Körper täglich mit allem zu versorgen, was er braucht. Pizza, das ist mal klar, braucht er nicht unbedingt. Mousse au Chocolat auch nicht. Oder doch? Gerade stand doch ein Artikel über die heilsamen Eigenschaften von Schokolade in der Zeitung. Und Camembert? Darüber weiß man nicht viel. Aber Curry soll gut sein. Und Brokkoli natürlich auch. Joghurt sowieso.

Viele von uns denken, von gesunden Lebensmitteln könne man überhaupt nicht dick werden. Sie vermuten, dass Bioprodukte wohlschmeckender sind als konventionelle, weniger Fett und mehr Ballaststoffe enthalten. Außerdem glauben manche, Bioware hätte auch weniger Kalorien. Sie langen deshalb bei Pizza und Kuchen mit Biosiegel ordentlich zu. Mit dicken Folgen.

"Bio" allein genügt nicht, unser Timing muss besser werden.

Wir Laien können natürlich irren. Aber Experten sind ebenso wenig vor Fehlurteilen geschützt. So betrachtete die Mainstream-Forschung seit den 1960er-Jahren Fett im Allgemeinen und Cholesterin im Besonderen als schädlich. Doch ein Zeitraum von über 50 Jahren und Hunderte von Millionen Euro Forschungsgelder konnten keinen Beweis erbringen, dass fett- und cholesterinarme Kost uns länger und gesünder leben lässt. Die extreme Magerküche erwies sich entgegen allen Vermutungen nicht einmal als sonderlich figurfreundlich. Im Gegenteil!

Wie kompliziert und trickreich das Energiekonzept des menschlichen Körpers ist, ahnen Forscher erst seit Kurzem. Ende des letzten Jahrhunderts lachten sie noch über die These des guten Futterverwerters und ließen nicht gelten, dass es eine ererbte Veranlagung zur Rundlichkeit geben könnte. Beides hat sich inzwischen aber als richtig erwiesen.

Ein gutes Drittel der Bundesbürger hat keinerlei Figurprobleme. Das Gewicht dieser Glückspilze verändert sich über Jahrzehnte kaum. Dabei essen auch sie sich durch hochkalorische Festtage, stürmen kalte Büfetts, gönnen sich täglich ein paar Gläschen Wein oder Bier. Oder sie naschen Eis und Schokoriegel, wenn ihnen danach ist. Warum werden sie nicht dick? Vielleicht weil sie im Einklang mit ihren inneren Uhren leben.

GESUND DURCH EINZELNE WIRK-STOFFE IM ESSEN? UNMÖGLICH!

Einzelne Lebensmittel werden gern mit Gesundheitsvorteilen wie etwa der Steigerung der Abwehrkräfte oder einer Verbesserung der Lernfähigkeit beworben. Doch müssen Hersteller inzwischen beweisen, dass ihre Produkte die ausgelobten Eigenschaften wirklich besitzen. Geprüft wird das von der Europäischen Behörde für Lebensmittelsicherheit (EFSA). Lebensmittelhersteller reichen bei ihr eine Flut von Anträgen ein und hofften auf einen sogenannten Health Claim, einen bestätigten Gesundheitsnutzen für ihre Produkte. Kaum mehr als ein halbes Dutzend wurde genehmigt. Das liegt nicht etwa daran, dass die gepriesenen Inhaltstoffe nicht vorhanden oder die Produkte gar ungesund gewesen wären. Das Zusammenspiel von einzelnen Lebensmitteln mit dem menschlichen Organismus ist jedoch so facettenreich, dass kaum klare Beweise zu erzielen sind. Schließlich enthalten Nahrungsmittel unzählige Naturstoffe in wechselnder Menge, die beim Essen auf die höchst unterschiedliche Stoffwechsellage des Einzelnen treffen. Daraus entsteht ein statistischer Wirrwarr, der kaum ernsthafte wissenschaftliche Rückschlüsse zulässt.

Und womöglich haben wir mit dem Versuch, den Nutzen ganz bestimmter Stoffe in unseren Lebensmitteln zu erforschen, ohnehin einen Irrweg gewählt. Nach Tausenden vergeblichen Versuchen, mit abgegrenzten Inhaltsstoffen – wie etwa bestimmten Vitaminen oder Fetten – die Gesundheit zu fördern oder durch die Vermeidung von Risikosubstanzen chronische Krankheiten zu verhindern, stellt sich immer mehr heraus: Wir haben unter dem falschen Baum gebellt.

IN DER GESUNDEN ERNÄHRUNG ZÄHLT NICHT DAS DETAIL, SONDERN VIELFALT UND DER LAUF DER ZEIT!

Deshalb ist der Vergleich mit dem Lebensstil unserer steinzeitlichen Vorfahren auch kein romantischer Rückgriff auf die Menschheitsgeschichte, sondern die einzige Messlatte, die ein Wissenschaftler anhand unserer Gene nutzen kann, um herauszufinden, wie wir uns optimal ernähren sollten. Mit der Uhr-Diät, die von unseren Ursprüngen lernt und das Timing unserer inneren Uhren berücksichtigt, begleiten wir sie auf diesem Weg. Im Ernst möchte natürlich kein Mensch so essen wie unsere Altvorderen vor 100 000 oder 200 000 Jahren. Doch wir kommen nicht darum herum, uns anzusehen, für welche Art von Leben wir von der Natur einst gemacht worden sind.

MACH MAL PAUSE:
VORTEILE DER UHR-DIÄT

Die Uhr-Diät fragt nicht, was und wie viel wir essen, sondern wann und wie oft! Mit ihren kurzen Fastenzeiten bietet sie nicht nur die unkomplizierteste Art abzunehmen, sondern auch die kostengünstigste und gesündeste.

Zwischendurch mal gar nichts in den Mund stecken! Das wirkt auf den Stoffwechsel wie der Knopfdruck auf den Reset-Schalter. Dann schwinden bei gleicher Kalorienzahl mehr Fettpolster als bei einer Dauerdiät.

Der Lohn für ein paar Stunden Enthaltsamkeit: eine frische Ausstrahlung, straffe Kurven und ein aktiver Geist.

REGELMÄSSIGE ESSPAUSEN STEIGERN ...

... den Genuss an der nächsten Mahlzeit.
Nie schmeckt ein Essen besser als nach einer Fastenperiode!

... die Freude an körperlicher Bewegung.
Energiegeladen heißt das Wort dafür!

... den Spaß an geistigen Herausforderungen.
Endlich wieder mühelos denken und locker kreativ werden.

ECHTER HUNGER HEILT HEISSHUNGER

Die Uhr-Diät mit ihren kurzen Fastenzeiten reguliert den Appetit. Wenn man 2 Wochen durchhält, steigt der Level der Botenstoffe im Gehirn, die den Hunger ausbremsen und den Energieverbrauch erhöhen. Heißhunger und übermäßige Esslust verschwinden.

KURZZEIT-FASTEN SCHÜTZT NERVENZELLEN VOR KRANKHAFTEN VERÄNDERUNGEN, WEIL REPARATUR-MECHANISMEN ANSPRINGEN.

ICH SCHAFF DAS!

Jede überstandene Fastenphase stärkt das Selbstbewusstsein und die Motivation, weiter abzunehmen. Der Verlust an Muskeln ist geringer als bei Dauerdiäten. Der Körper wird straffer.

GUTE BEFUNDE

Kurzzeit-Fasten bewahrt vor Diabetes und Fettleber. Der Zuckerstoffwechsel wird beständiger, der Blutdruck sinkt auf normale Werte, ebenso die Herzrate unter Stress. Und auch die Cholesterinwerte verbessern sich.

Null-Kalorien-Perioden optimieren also die Laborwerte, helfen Zellschäden zu reparieren und wirken Krankheitsprozessen entgegen. Sie schicken den Stoffwechsel in die Therapie und verleihen ihm mehr Flexibilität. Kommen für ein paar Stunden keine Kalorien, lernen Muskeln wieder, sich aus den Energiereserven in den Fettpolstern zu bedienen.

Kurzzeit-Fasten ist flexibel. Muss mal eine Fastenzeit ausfallen, weil es die Umstände erfordern, wählt man halt eine andere.

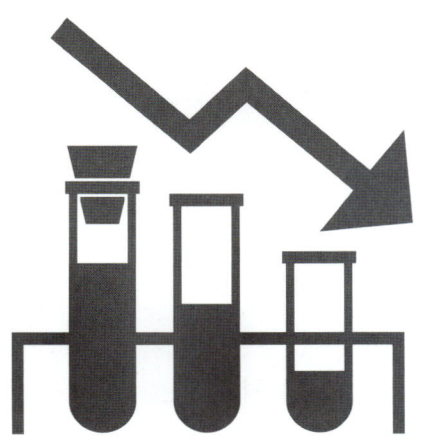

MIR GEHT'S BESSER

Die meisten Menschen fühlen sich beschwingter und besser gelaunt, wenn sie Fastenpausen einhalten. Frustesser berichten, dass sie nach einigen Wochen ihre Stimmungsschwankungen gut in den Griff bekommen. Auch wer im Winter unter trüber Stimmung leidet, kann von kurzen Fastenperioden profitieren.

LICHT REGULIERT DIE INNEREN UHREN

Ohne Licht kein Leben – dieser Zusammenhang ist jedem von uns bewusst. Doch nicht nur das Tageslicht lockt uns, wir laufen auch abends gern durch hell erleuchtete Straßen oder schauen uns angestrahlte Werbeflächen und Bildschirme mit LED-Beleuchtung an. Wir machen die Nacht zum Tag – und umgekehrt.

Über Millionen von Jahren hatten unsere Vorfahren nachts undurchdringliche Dunkelheit um sich herum und tagsüber nur das Licht der Sonne. Dieser Unterschied zwischen Hell und Dunkel ist das Uhrwerk unseres Lebens. Die ersten Straßenlaternen Deutschlands gingen erst im September 1882 in Berlin an. Seither nimmt die Dunkelheit immer mehr ab. Der Nachthimmel ist in den letzten 20 Jahren jedes Jahr um fünf Prozent heller geworden. Wissenschaftler nennen das Phänomen Lichtverschmutzung. Es hat Auswirkungen auf Tiere und Menschen.

HELLER MORGEN, DUNKLE NACHT

Die Hauptrolle beim Wechsel von Tag und Nacht spielt das einschläfernde Hormon Melatonin. Bei Dunkelheit produziert eine Drüse im Gehirn genug davon, um uns ins Reich der Träume zu schicken. Geht die Sonne auf, sinkt der Spiegel des Botenstoffs wieder. Sein Gegenspieler ist das lichtempfindliche Melanopsin in der Netzhaut unserer Augen. Fällt das Tageslicht auf den empfindlichen Sensor, stoppt die Melatoninproduktion, wir werden wieder munter. So sollte es sein!

Aber warum funktioniert die Sache bei so vielen von uns nicht? Experten, die sich mit den natürlichen Rhythmen im Leben von Mensch und Tier beschäftigen (Chronobiologen), geben modernen Lebensgewohnheiten die Schuld. Die meisten von uns, die in geschlossenen Räumen arbeiten und auch in der Freizeit gern zu Hause hocken, bekommen viel zu wenig Licht. Sie bewegen sich zu selten im Freien – und wenn sie es tun, heben sie den Blick kaum je zum hellen Himmel. Die Bürobeleuchtung genügt nicht als

Zeitgeber. Wer morgens vom Auto an den Schreibtisch geht, die Mittagspause zum Shoppen im Kunstlicht des Supermarkts nutzt und den Rest des Tages in geschlossenen Räumen verbringt, dem geht das Gespür für Zeit verloren. Die inneren Rhythmen, die unsere Zellen und Organe antreiben, verflachen ganz einfach.

Und nachdem wir den Tag in Räumen verbracht haben, sitzen viele abends vor dem weißen Licht der Bildschirme von Laptops oder Smartphones. Ist der Körper eigentlich auf Dunkelheit und Ruhe eingestellt, stören die künstlichen Lichtquellen und bringen unser Biosystem weiter aus dem Takt. Wir gehen ins Licht, wenn wir Dunkelheit brauchen, und umgeben uns mit dem Halblicht unserer Häuser, wenn wir die Helligkeit des Tages benötigen. Wir haben verlernt, im Einklang mit dem ursprünglichen Timing zu leben.

WIR IRRITIEREN UNSERE INNEREN UHREN

Tageslicht kann die winzigen Uhren im Gehirn und im Inneren der Organe neu einstellen. Treffen regelmäßig helle Strahlen auf unsere Augen, schaltet der Organismus auf Tageszeit und die Lebenssäfte fließen schneller. Lichtbäder im Freien scheuchen den schlappen Stoffwechsel auf. Sie aktivieren die Atmung, den Kreislauf und den Energiestoffwechsel. Wer in der Mittagspause draußen eine Runde in strammem Tempo marschiert, wird mit einem rosigen Teint und einer netten kleinen Dosis Euphorie belohnt. Zusätzlich stellt er seine inneren Uhren ein bisschen besser ein. Auch wenn es draußen kühl ist oder regnet, lohnt es sich hinauszugehen, denn selbst ein bedeckter Himmel sendet mehr Licht aus als jede Raumbeleuchtung.

Nicht nur Igel gehen in Winterschlaf!

WINTERSPECK

Einige Menschen leiden ganz besonders unter der kalten, dunklen Jahreszeit. Häufige Begleiterscheinungen: Heißhunger auf Süßes und keine Lust, sich zu bewegen. Experten bezeichnen dieses Phänomen als saisonal abhängige Depression, kurz SAD. Schuld daran ist der Mangel an hellem Tageslicht. Viele Menschen verringern nämlich ihre Stoffwechselrate, wenn es draußen dunkler wird. Sie gehen sozusagen in den Winterschlaf, werden passiv und bewegungsfaul. Ihre Gene sagen: sparen! Deshalb drosseln sie ihren Energieverbrauch für den Fall, dass Nahrung knapp werden könnte.

MÜDIGKEIT MACHT HUNGRIG

Wieder mal zu spät ins Bett gekommen? Wer wenig schläft und müde durch den Tag stolpert, hat mehr Hunger und nimmt schneller zu als Tiefschläfer und andere Murmeltiere.

Wie man sich bettet, so schläft man, sagen Besserwisser. Doch selbst Luxusbetten helfen nicht, wenn man als Frühaufsteher jeden Abend zu spät in die Horizontale kommt, weil einen der berufliche oder private Bildschirm zu lange in seinen Bann geschlagen hat. Ähnlich geht es allen, die als geborene Nachteulen für ihren Job zum Frühaufsteher werden müssen – und natürlich den 20 bis 30 Prozent Mitbürgern, die im Schichtdienst arbeiten und oft gegen die eigene Uhr leben müssen. Schlaf ist ein Menschenrecht. Trotzdem hat sich der Mangel an Nachtruhe zu einem Markenzeichen der modernen Gesellschaft entwickelt. Es gibt sogar ein Kürzel für diesen Hochleistungs-Wahn: „24/7", gesprochen: twentyfourseven. Gemeint ist: 24 Stunden hellwach sein, 7 Tage die Woche – rund um die Uhr, allzeit bereit.

Kein Wunder, dass Leute, die wenig schlafen, hierzulande als aktiv und dynamisch gelten. Viele von uns sind also auch deshalb chronisch übermüdet, weil sie keine uncoolen Schlafmützen sein wollen. Bei einer deutschen Studie mit 10 000 Erwachsenen beklagten knapp 40 Prozent außerdem eine schlechte Schlafqualität. Doch an Müdigkeit kann sich niemand gewöhnen. Es ist genetisch festgelegt, wie viel Ruhezeit der Einzelne braucht. Im Schnitt sind es zwischen sechs und acht Stunden. Ob man genug geschlafen hat, ist einfach festzustellen: Man fühlt sich ausgeruht und hell im Kopf, hat gute Laune und Lust auf Bewegung.

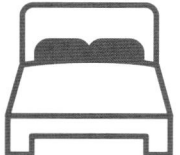

„Der Schlaf ist doch die köstlichste Erfindung." (H. Heine)

IN MORPHEUS' ARMEN RUHEN

Fallen uns die Augen zu, durchlebt das Gehirn unterschiedliche Stadien: Der Tiefschlaf gilt der physischen Erholung, der traumreiche REM-Schlaf reguliert das seelische Befinden. Nachts, wenn wir lange nichts essen und tief schlafen, sinkt die Körpertemperatur um eine Winzigkeit und damit läuft vieles im Körper anders als tagsüber. Je länger die allnächtliche Fasten-pause dauert, desto besser. Denn diese ruhige Zeit, in der der Körper befreit ist von Verdauungsarbeit und Umweltansprüchen, nutzt er zum Aufräumen. Defekte Zellen, aus denen Tumore wachsen könnten, zerlegt er in ihre Ein-zelteile und recycelt sie. Tagsüber entstandene Fehler im Stoffwechsel wer-den repariert (mehr dazu ab Seite 36).

Ein, zwei schlechte Nächte können die inneren Uhren leicht wegstecken. Wer jedoch langfristig zu wenig oder zu oberflächlich schläft, fühlt sich un-konzentriert, zerschlagen und elend. Dann steigt das Stresshormon Cortisol an, das Appetithormon Ghrelin macht Bärenhunger und der Zuckerstoff-wechsel gerät aus der Balance. Dauermüden Menschen drohen schon nach zwei, drei Wochen schleichende Entzündungen auf Zellebene, die anfällig machen für Stoffwechselerkrankungen und Übergewicht.

HELLWACH AUFSTEHEN

Schlaf entsteht allein durch das Timing des Gehirns. Ein kleiner Haufen hoch spezialisierter Zellen dirigiert aus dem Nervenzentrum im Kopf heraus ein ganzes Orchester an Botenstoffen, die unseren Körper managen und ihm sagen, wann es Zeit ist für ein paar Stunden Pause. Chronischer Schlafman-gel zerrüttet diese fein getunte Ordnung. Bereits nach einer durchwachten Nacht gerät der Zuckerstoffwechsel in Bedrängnis, müde Zeitgenossen ent-wickeln deshalb mehr Bauch als andere. Dahinter steckt ein Hormon aus den Fettzellen: das Leptin. Von dem nützlichen Stoff, der im Gehirn die Kalorienaufnahme und den Energieverbrauch regelt, haben Kurzschläfer erheblich weniger im Blut als Ausgeschlafene. Und nun die gute Nachricht: Ein natürliches Verhältnis zu unseren inneren Uhren macht uns wieder belastbar und hilft beim Abnehmen.

Zum Himmel blicken

SONNENLICHT FÜR NACHTARBEITER

Schichtarbeiter haben oft miese Laune und mehr Hunger als andere. Dagegen helfen Sonne und helles Tageslicht. Wer in der Nacht gear-beitet hat, sollte in der freien Zeit tagsüber unbedingt nach draußen gehen, um die inneren Uhren zu stellen. Dabei keine Sonnenbrille tragen, damit die Augen den Lichtreiz ans Gehirn ungehindert weiter-leiten können.

DIE NEUE LUST AN DER BEWEGUNG

Die Uhr-Diät bietet einen einfachen Weg zu neuer Motivation. Denn viele, die vorher keine Lust auf Bewegung hatten, kommen mit ihrer Hilfe plötzlich wieder in Schwung. Klingt nach Märchenstunde, hat aber handfeste biologische Ursachen.

Wir Menschen sind tagaktive Wesen, üblicherweise vollbringen wir deshalb nachts keine Höchstleistungen. Auch im Verlauf des Tages sind wir nicht immer gleich fit. Sowohl die Fähigkeit als auch die Bereitschaft, die Muskeln anzustrengen, spüren Durchschnittsmenschen am deutlichsten vormittags von 7 Uhr bis 13 Uhr und dann noch mal zwischen 16 Uhr und 21 Uhr. Je später der Abend, desto schlapper die Performance. Dabei fühlt sich der eine früh am Tag aktiv, andere legen lieber spät los. Die Aufteilung in Frühaufsteher, Nachteulen und Normalos (siehe ab Seite 38) gilt natürlich auch hier. Sogar Jahreszeiten beeinflussen unsere Lust an der Bewegung. Im Herbst erreicht die Leistungsfähigkeit ihr Optimum und an den dunklen Tagen des Winters haben nur wenige Spaß daran, ihr Letztes zu geben.

DIE UHR-DIÄT AKTIVIERT BEWEGUNGSMUFFEL

24 Stunden volle Power zu laufen, zu radeln oder zu schwimmen, ist uns Menschen nicht möglich. Wir brauchen Ruhephasen. Die inneren Uhren sagen uns, wann Schlaf angesagt ist und wann Action gut wäre. Wer darauf Rücksicht nimmt und immer wieder zur gleichen, für ihn angenehmen Uhrzeit trainiert, hat es leichter als andere. Ist unser innerer Wecker einmal auf ein bestimmtes Maß an Bewegung eingestellt, fordert er sie auch ein. Denn bei immer wiederkehrenden gewohnten Anforderungen bereitet die zentrale Uhr im Kopf die anstehenden Leistungen mit Veränderungen im Stoffwechsel rechtzeitig vor. Oft hört man: Ich kann gar nicht mehr ohne. Wenn ich morgens nicht zu Fuß zur Arbeit gehe, fühle ich mich nicht wohl. Oder: Nur wenn ich abends meine Runde gelaufen bin, kann ich entspannen.

Es macht also Sinn, den sanften Weckdienst des eigenen Körpers zu nutzen und immer wieder zu ähnlichen Zeiten Bewegungseinheiten in den Alltag einzubauen. Was anfangs Überwindung kostet, wächst uns mit jedem Mal mehr ans Herz. Und wenn die Anstrengungen noch so klein sind, Hauptsache, sie finden täglich statt. Hält man eine Weile durch, ruft uns die Uhr im Kopf freundlich zur Bewegung und wir müssen keinen inneren Schweinehund mehr überwinden. Sportmediziner nennen dieses Vorgehen minimale Konstanz: Was wir jeden Tag mit kleinem zeitlichem Aufwand tun, hat langfristig große Auswirkungen auf unsere Fitness.

DIE UHR ENTSCHEIDET MIT, WIE SCHNELL MUSKELN WACHSEN

Es ist nicht die gelegentliche Superleistung, die beim Abnehmen hilft und den Körper jung und straff hält, sondern die unspektakuläre Regelmäßigkeit im Einklang mit unseren ganz persönlichen Lebensrhythmen. Ein halbes Symphonieorchester von Botenstoffen wirkt daran mit. Die erste Geige spielt dabei ein Wachstumsfaktor für Nerven, den Biowissenschaftler mit dem Kürzel BDNF (Brain-derived neurotrophic factor) belegt haben. Es gibt drei einfache und ursprüngliche Möglichkeiten, die Quellen für diesen nützlichen Stoff zum Sprudeln zu bringen:

Erstens: Lange und tief genug schlafen.
Zweitens: Regelmäßig kurze Zeit fasten.
Drittens: In Bewegung bleiben.

Ursprünglich dachten Forscher, nur das Gehirn produziere den Botenstoff. Doch auch die Muskeln selbst sind dazu in der Lage. Körperliche Anstrengung hebt den BDNF-Spiegel. Dann wirkt der Wachstumsfaktor wie ein natürliches Stärkungsmittel. Er macht Lust auf Action, hilft bei der Regeneration und bei der Entstehung neuer Muskeln. Auch für den stimmungsaufhellenden Effekt des Sports ist er verantwortlich. Und damit schließt sich der Kreis. Wer sich mehr bewegt, produziert mehr BDNF und bekommt bessere Laune. So wächst die Lust, die Muskeln wieder und wieder kräftig spielen zu lassen.

Umgekehrt kann ein Teufelskreis daraus entstehen. Wer wenig schläft und dafür öfter mal etwas in den Mund steckt, fühlt sich oft energielos und schlapp. Für ein Training bringt er kaum genug Kräfte auf, weil ein untätiger Körper eben auch in Hirn und Muskel wenig von dem aktivierenden Botenstoff BDNF herstellt. Dann braucht man einen neuen Kick, um den Spaß am Muskelspiel wieder anzufachen. Kein Bewegungsdrang, jeder Sport doof, faul ohne Ende? Dann ab Seite 62 lesen, wie man aus der Abwärtsspirale entspannt wieder aussteigt.

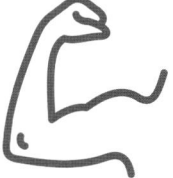

Endlich die Muskeln wieder spielen lassen.

TRAININGSLAGER
FÜR DIE ABWEHRKRÄFTE

Ein Muskel wächst erst richtig, wenn man ihn kräftig fordert. Auch den übrigen Körperzellen tun kurzzeitige Provokationen gut. Einfach so als kleines Training für den Ernstfall.

HORMESIS MACHT FIT UND LEBENDIG

Schon Paracelsus (1493 bis 1541) wusste, dass uns kleine Herausforderungen beflügeln, ausgedehnte Schonzeiten dagegen schlapp machen. Er nannte es Hormesis – also Anregung oder Anstoß –, wenn geringe Mengen eines an sich schädlichen Stoffs auf den Organismus belebend wirken, während ihn große Mengen umbringen.

KLEINE PROVOKATIONEN, GROSSE VORTEILE

Ein Grund, warum Kurzzeit-Fasten gut ist für Körper und Geist: Es versetzt unsere Zellen in einen milden Stress. Das härtet sie ab und verleiht ihnen die Fähigkeit, mit echten Herausforderungen wie Krankheit und Alter besser fertig zu werden.

Kurze Hungerzeiten schaden dem Körper nicht, sondern stärken ihn. Seltener essen heißt fitter und fröhlicher werden.

TOTAL VERHÄTSCHELT

Im Vergleich zu unseren frühen Vorfahren sind wir modernen Menschen eine verwöhnte Bande! Immer genug zu essen, Maschinen für jeden Handgriff und den ganzen Tag im Warmen sitzen. Das ist schön bequem, aber nicht gesund.

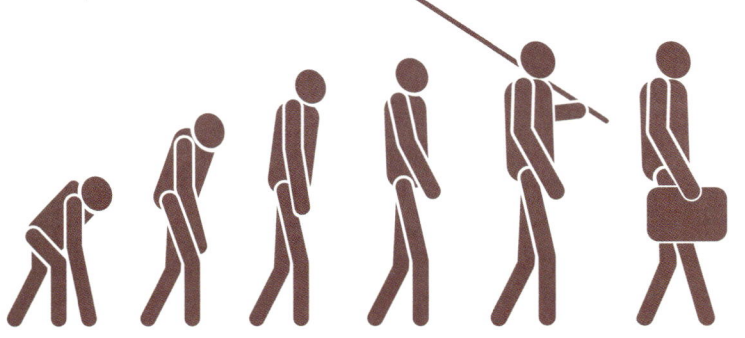

BIOLOGISCH AKTIV

Kein Zweifel: Gemüse, Obst, Kräuter und Gewürze sind wirklich gut für uns. Aber warum? Nur wegen der Vitamine? Oder wegen der biologisch aktiven Substanzen? Ja, aber viele davon galten früher als antinutritiv, also als unbekömmlich. Und das sind sie auch. Aber genau darin liegt ihr Wert. Als natürliche Abwehrstoffe der Pflanze gegen Fressfeinde trainieren sie, in kleinen Mengen gegessen, die Entgiftungssysteme in unseren Zellen.

Ein bisschen Stress muss sein! Hormesis (siehe Kasten links) ist ein grundlegendes Merkmal aller lebenden Wesen.

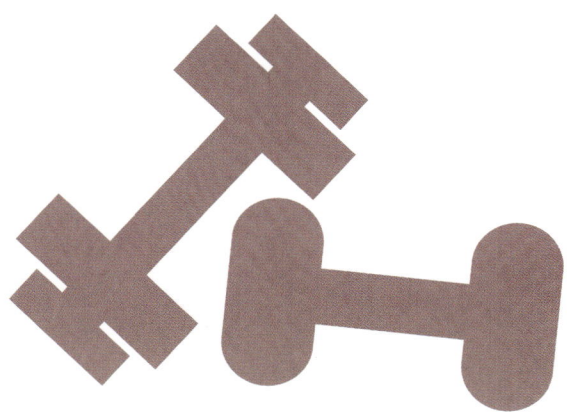

GÄNSEHAUT IST NICHT SO SCHLIMM

Auch auf Kälte reagiert der Körper, indem er sich anpasst: Dann entwickelt er in den hellen Fettpolstern bräunliche Fettzellen, die Wärme erzeugen. Ein cooler Trick, den unsere steinzeitlichen Vorfahren sicher zu schätzen wussten. Er funktioniert noch heute, wenn man in der kalten Jahreszeit die Heizung etwas runterdreht und öfter mal ohne dicken Schal rausgeht. Dann kommt die Wärme mehr von innen, und das verbraucht Kalorien.

RAUS AUS DEM SCHONRAUM!

Im Freien bei Sport und Spiel die Muskeln spielen lassen! Das schärft den Geist und hilft bei vielen chronischen Erkrankungen besser als jedes Medikament. Körperliches Training lässt neue Nervenverbindungen sprießen und regt zu neuen Vernetzungen an. Wiederholungen verstärken die Verbindungen zwischen den Nervenzellen, neue Herausforderungen schaffen frische Verknüpfungen.

ZEIT ZUM ESSEN, ZEIT ZUM SCHLAFEN

Als Biologen die inneren Uhren vor über 40 Jahren entdeckten, ahnte niemand, wie riesig ihr Einfluss auf unser Körpergewicht ist. Jetzt sagen Forscher: Nur wenn die Zeitgeber in unseren Zellen richtig ticken, bleiben wir schlank, beweglich, gut gelaunt und gesund.

Viele von uns kennen die Wirkung der inneren Zeitmesser vom Jetlag, von der Störung des Schlaf-Wach-Rhythmus, die einen plagt, wenn man über Kontinente und Zeitgrenzen hinwegfliegt. Am Zielort überfällt den Reisenden bleierne Müdigkeit, während die Einheimischen fit und munter sind. Er schläft schlecht und sein Appetit regt sich zu eigentümlichen Zeiten. Der Grund: Seine innere Uhr geht falsch, sie zeigt noch die Heimatzeit an. Bis der körpereigene Rhythmus sich umgestellt hat, vergehen einige Tage. So schlapp und energielos man sich bei einem Jetlag auch fühlen mag, die Probleme der vorübergehenden Zeitverschiebung sind im Vergleich zu einer echten Störung unserer inneren Taktung nur winzige Unpässlichkeiten. Ernsthafte Störungen im Räderwerk der Zeitgeber verursachen Schlaflosigkeit. Dann überschwemmen Fette und Zucker das Blut, weil Verdauungsorgane wie Leber und Bauchspeicheldrüse zur falschen Zeit arbeiten müssen und deshalb ihre Aufgaben fehlerhaft erledigen.

RICHTIG SCHLECHT DRAUF? VIELLEICHT TICKEN WIR NICHT RICHTIG?

Bei jedem Gesunden verändern sich Körpertemperatur und Blutdruck, Herzfrequenz und Atemtiefe im Laufe eines Tages in einem fein abgestimmten Rhythmus. Falsch gestellte Uhren tragen die Schuld, wenn der Kreislauf labil wird und die Abwehrkräfte schwinden. Schlecht gelaunt quälen wir uns dann durch den Tag, mögen uns nicht bewegen und finden keinen erholsamen Schlaf. Am Ende vermehren sich die Pfunde, wir werden übergewichtig und fühlen uns einfach lausig. So geht es übrigens Menschen und Mäusen. Denn es ist das gleiche biologische Uhrwerk, das auf der Erde alle, Menschen,

Tiere und Pflanzen, mit dem immer wiederkehrenden zirkadianen Ablauf von Tag und Nacht abstimmt.

Mit unseren Fettpolstern sind die biologischen Uhren aufs Engste verknüpft. Urzeitliche Schalter in unseren Zellen springen heute noch an, wenn wir eine Mahlzeit genießen oder wenn gerade nichts zu essen da ist und sich das Verdauungssystem ausruht. Als Regulatoren steuern sie das Anwachsen oder Schrumpfen der oft ungeliebten Rundungen. Unser Fett sitzt also nicht einfach still an Bauch und Hüften herum, es ist im Laufe des Tages und in der Nacht an lebhaften Umbauprozessen beteiligt.

WARUM NÄCHTLICHE SNACKS BESONDERS AUF DIE HÜFTEN SCHLAGEN

Wer seine zentrale Uhr im Gehirn auf natürliche Weise genau einstellen möchte, schläft nachts in tiefer Dunkelheit und geht am Tag oft nach draußen ans Licht. Gelangt helles Tageslicht ins Auge und von dort als Signal bis ins Gehirn, werden alle Uhren, die in den Zellen unserer Organe sitzen, auf die zentrale Zeit im Gehirn eingetaktet.

Doch eine einzige Tafel Schokolade oder ein Stück Pizza, das man gegen 2 Uhr morgens vernascht, kann alles durcheinanderbringen. Der Grund: Im Dunkel der Nacht haben die Uhren des Verdauungstrakts keine Mahlzeiten vorgesehen. Der Körper will nicht essen und meldet die Störung an die Zentrale im Gehirn. Ticken unsere Uhren richtig, haben wir nachts keinen Hunger. Magen, Darm und Bauchspeicheldrüse schlafen. Im Inneren der Körperzellen ist das Gegenteil von Essen, nämlich Aufräumen, angesagt.

KEINE ZEIT? KEINE AUSREDE!

Ein Manko an Bewegung bei Tageslicht können Vielbeschäftigte am Wochenende ausgleichen, wenn dafür werktags keine Zeit blieb. Damit gilt selbst für termingeplagte Schreibtischhocker das Argument „keine Zeit" nicht mehr wirklich. Statt das Wochenende müde auf dem Sofa zu verbringen, besser raus in die Natur gehen, zum Rudern, Radeln, Wandern oder auf die Laufstrecke – auch bei mäßigem Wetter. Das macht fit und stellt die inneren Uhren frisch ein.

SCHLAFEN, RECYCELN UND MÜLL WEGBRINGEN HEISST DAS GEBOT DER DUNKLEN STUNDEN.

Zwingt der Lebensstil die Organe zur falschen Zeit zur Arbeit, indem man spät abends oder nachts in der Ruhephase des Körpers ausgiebig speist, entkoppelt man den Chef-Chronometer im Kopf von den Uhren der einzelnen Organe. Passiert das nur ab und zu, regeln sich die Biozeiten nach einer Weile wieder von selbst. Doch wer auf Dauer gegen die ursprünglichen Rhythmen des Körpers lebt, löst Chaos aus. Die Folgen: Übergewicht und ein gestörter Stoffwechsel.

DIE NACHT ALS FATBURNER

Wir stehen unter der scharfen Kontrolle der inneren Uhren. Wer diese biologischen Schrittmacher aus dem Takt bringt, indem er nachts keine Ruhe gibt, kaum je ins helle Tageslicht guckt und sich, wenn überhaupt, nur abends im Fitnessstudio bewegt, der bekommt oft Beschwerden, die in erstaunlicher Weise dem metabolischen Syndrom gleichen: Wie bei dieser Stoffwechselerkrankung steigt das Körpergewicht, der Bauch rundet sich, Blutzucker, Blutfette und Blutdruck zeigen erhöhte Werte.
Umgekehrt wird man überschüssige Pfunde und ungünstige Laborwerte wieder los, wenn man sich die Wirkung der inneren Regler zunutze macht. Esspausen helfen dabei, die Uhren neu zu stellen und zeigen tiefgreifende Auswirkungen auf die Physiologie. Es geht dabei vor allem um das Timing der Mahlzeiten.

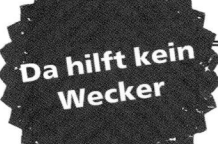
Da hilft kein Wecker

BIO-UHREN STEUERN DAS LEBEN

Aktuelle deutsche Untersuchungen am Menschen zeigen, dass die tägliche Kalorienmenge und das Körpergewicht die zeitlichen Rhythmen des Körpers tief beeinflussen. Auch der Zeitpunkt und die Zusammensetzung unserer Mahlzeiten greifen in das Räderwerk der Uhren ein. Wahrscheinlich bestimmt die ganz persönliche Veranlagung, wie unsere inneren Zeitgeber auf unterschiedliche Nährstoffe und Diäten reagieren (mehr dazu ab Seite 34).

Ein faszinierend einfacher Weg, die Zeiger der Zelluhren wieder richtig einzustellen, bietet das Kurzzeit-Fasten. Am wirksamsten ist es, den täglichen Zeitraum für Mahlzeiten klar zu begrenzen und nur in einem Zeitfenster von wenigen Stunden am Tag zu essen. Es kommt also nicht so sehr darauf an, was man isst, sondern wann und wie oft.

ESSEN ZUR FALSCHEN ZEIT? DAS MACHT TATSÄCHLICH DICK!

Kurzzeitiges Fasten kann man ganz flexibel nach den eigenen Lebensumständen und Wünschen variieren: Entweder schiebt man täglich in der Früh nach dem Aufstehen oder am Abend vor dem Zubettgehen ein paar Fastenstunden ein oder man wechselt Tage, an denen man isst wie üblich, mit Fastentagen ab. Viele Variationen sind möglich, wenn es darum geht, für sich die beste Abfolge von Fastenzeiten zu finden. Man kann in der Woche täglich kürzere oder längere Phasen einrichten und dafür am Wochenende locker lassen. Oder sich umgekehrt an Wochenenden auf regelmäßige Esspausen einrichten. Das geht auch!

Regelmäßigkeit ist dabei Trumpf, unsere inneren Uhren lieben feste Gewohnheiten. Wer täglich ein paar Stunden kalorienfrei bleiben möchte, sucht sich ein Zeitfenster für seine Mahlzeiten aus. Er kann zum Beispiel innerhalb von 8 Stunden wie gewohnt essen. Für den Rest des Tages und in der Nacht, also für 16 Stunden, bleibt der Magen leer. Diese sogenannte 8-Stunden-Diät hat in den USA bereits viele Anhänger gefunden. Je nach Veranlagung und Wunsch kann die Essphase auch weiter ausgedehnt oder eingeschränkt werden. Sehr disziplinierte Menschen, die mit Hungergefühlen gut zurechtkommen, beschränken das tägliche Zeitfenster fürs Essen sogar auf nur 4 oder 5 Stunden. Wer nicht viel abnehmen, sondern nur einen gesunden Stoffwechsel will, macht halbe-halbe: 12 Stunden essen, 12 Stunden fasten.

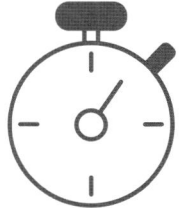

Beim Essen kann gutes Timing nicht schaden!

EINTAKTEN UND LENKEN: DER ZEITPLAN DES LEBENS

Schon kurze, aber streng eingehaltene Fastenzeiten helfen, das Räderwerk der Zeitgeber wieder perfekt einzustellen. Wichtig ist dabei, dass die Uhren im Verdauungstrakt erneut optimal auf die Zentraluhr im Kopf abgestimmt werden. Nur so können die Organe zur richtigen Zeit ihren Aufgaben nachkommen. Zu bestimmten Zeiten, vor allem in der Nacht, verbrennt der Körper gern Fett, zu anderen Zeiten speichert er es lieber. Während des Tages verwendet er die konsumierten Kalorien, um Gehirn und Muskeln mit Energie zu versorgen.

Wie in jedem guten Haushalt lagert auch der Stoffwechsel alles, was er nicht sofort benötigt, als Vorrat ein. Für den kurzfristigen Zugriff legt er einen Zuckerspeicher in Form von Glykogen in der Leber an.

SEIT MILLIONEN JAHREN IST DER BAUCH DARAUF EINGESTELLT, DASS NACHTS KEINE KALORIEN KOMMEN.

Wenn kein Nachschub von außen kommt, nutzt der Körper diesen Kohlenhydratvorrat zuerst. Er verbrennt das Glykogen aus der Leber, um den Körper von innen heraus mit Energie zu versorgen. Sobald diese Reserve aufgebraucht ist, schaltet die Leber auf Fettverbrennung. Das passiert meist etwa 10 bis 12 Stunden nach der letzten Mahlzeit. Wer länger fastet, verbrennt unweigerlich mehr Fett. Auch wer morgens früh ohne Frühstück sportlich trainiert oder einfach nur in schnellen Schritten zum Bus läuft, wirft den Fatburner-Modus stärker an. Dass die Fettvorräte schmelzen, wenn seit der letzten Mahlzeit mehr als 12 Stunden vergangen sind, wissen Experten, weil sie eine Gruppe von Stoffen messen können, die beim Abbau von Fettdepots gebildet werden. Es sind die Ketone. Die Leber produziert diese Energieträger unter anderem für die Versorgung des Gehirns.

Lieber nicht!

NULLDIÄT, NEIN DANKE!

Der simple Grundsatz einer Nulldiät heißt: einfach gar nichts mehr essen. Dabei verliert der Körper zwar auch Fett, aber vor allen Dingen Wasser – und lebenswichtige Muskeln. Mit der Leistungsfähigkeit des Körpers geht es bei solchen drakonischen Maßnahmen leicht bergab. Fasten über mehrere Tage kann schaden. Weil der Körper bei einer solchen Nulldiät nicht ausreichend mit Eiweiß (Protein) versorgt wird, schwindet die Muskulatur, denn der Körper holt sich dort das Eiweiß, das er braucht. Gehen Muskeln verloren, leidet die allgemeine Kondition, das Risiko für den Jo-Jo-Effekt steigt. Dagegen schont das Kurzzeit-Fasten der Uhr-Diät beim Abnehmen die Muskeln. Durch den Wechsel von kurzen Fastenphasen und Zeiten mit normalem Essen bekommt der Körper genug Eiweiß und baut vor allem Fett ab.

IMMER BESSER SCHLAFEN

Guten Schlaf kann man trainieren. Oft braucht es gar nicht viel, um tiefer zu schlummern. Probieren Sie es doch einfach mal mit den nachfolgenden Tipps. Bei lange anhaltenden Problemen und großer Müdigkeit tagsüber sind Schlaflabore mit einer Ambulanz eine gute Anlaufstelle.

FRÜHER ESSEN

Unsere inneren Uhren kommen aus dem Rhythmus, wenn wir den Magen zu Zeiten füllen, zu denen unsere Verdauungsorgane längst eingeschlafen sind. Am besten drei Stunden vor dem Zubettgehen keine Mahlzeiten mehr einnehmen. Sonst sind Magen und Darm später schwer beschäftigt, der Schlaf wird unruhig und oberflächlich.

NiE NACHTS ESSEN

Schlecht geschlafen und mitten in der Nacht aufgewacht? Dann bloß nichts essen! Sonst gewöhnt der Körper sich an das falsche Timing. In der Folge wecken die verstellten inneren Uhren regelmäßig um die gleiche Zeit und treiben den Schlafsuchenden immer wieder an den Kühlschrank.

NiE SPÄT ZUM SPORT

Bewegung ist gut für tiefen Schlaf. Aber nur tagsüber und am besten im Freien. Nicht direkt vor dem Schlafengehen. Eine Aktivierung zur Unzeit versetzt die Organe in Leistungsbereitschaft und bringt so die inneren Uhren aus dem Takt.

RUHE VOR DEM EiNSCHLAFEN

Zwei Stunden vor dem Zubettgehen in den Schlummermodus gehen. Falls nötig, zum Runterkommen die Sorgen aufschreiben und so bis zum nächsten Morgen beiseitelegen.

RiTUALE SCHAFFEN

Dafür einfach jeden Abend vor dem Zubettgehen das Gleiche tun: eine bestimmte Musik hören, das Gesicht waschen, das Bett aufschlagen usw. Die Tätigkeiten an sich spielen keine Rolle, es ist die immer gleiche Abfolge, die unseren inneren Uhren sagt, wann sie die Systeme runterfahren und in den Schlafmodus gehen sollen.

WIE DIE INNEREN
UHREN TICKEN

**Wer nach dem natürlichen uralten Rhythmus unseres Körpers
lebt, hat es beim Abnehmen leichter als andere. Winzige Uhren
in unseren Zellen helfen beim Gesundbleiben. Ticken sie richtig,
fühlen wir uns fit und energiegeladen.**

PERFEKTE TEAMARBEIT

Innere Uhren steuern vom Kopf aus unseren Stoffwechsel.
Sie entscheiden darüber, wann Fett gespeichert wird und
wann die Energiereserven aus den Polstern wieder aufgelöst
werden. Die Uhren der einzelnen Organe stimmen ihre
Steuersignale mit der Zentrale im Gehirn ab.

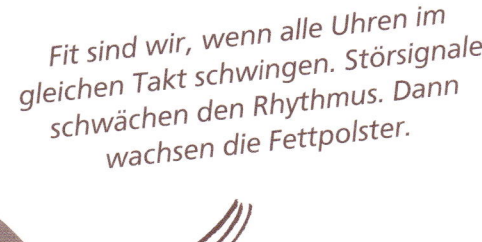

*Fit sind wir, wenn alle Uhren im
gleichen Takt schwingen. Störsignale
schwächen den Rhythmus. Dann
wachsen die Fettpolster.*

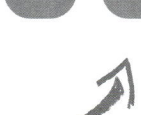

SCHLAUE FUNKTION

Gehen die inneren Zeitgeber
richtig, versorgen sie Muskeln und
Gehirn pünktlich mit Energie. In
der Leber steuern nanokleine Uhren
den Blutzucker und die Blutfette.
Die Nierenuhr sorgt für den jeweils
richtigen Blutdruck.

DIE ZENTRALUHR IM GEHIRN IST KLEINER ALS EINE ERBSE. UND DOCH BESTIMMT SIE UNSER LEBEN.

DIE UHR IM KOPF ENTSCHEIDET ...

... wie die „kleinen" abhängigen Uhren in unseren Organen ticken.

... welche Hormone wann fließen.

... wann wir müde oder munter werden.

... wann wir geistig besonders leistungsfähig sind.

Vorsicht, wenn die Nacht zum Tag wird!

... wann der Hunger tagsüber kommt und dass wir nachts keinen haben.

SONNE UND MOND, HELL UND DUNKEL

Was stört das 24-Stunden-Gangwerk der Zentraluhr besonders empfindlich? Der Mangel an hellem Tageslicht tagsüber, weil wir nicht raus ins Freie gehen. Auch künstlicher Lichtschein in der Nacht und verkürzter Schlaf bringen den Timer aus dem Takt. Vielleicht noch schlimmer: späte abendliche oder gar nächtliche Mahlzeiten sowie dauerndes Snacken am Tag.

KOFFEIN VERLÄNGERT DEN TAGESRHYTHMUS UND VERKÜRZT DIE NÄCHTLICHE PHASE.

IMMER WIEDER AN DIE SONNE

Was stärkt den natürlichen Lauf der inneren Körperrhythmen? Helles Tageslicht, Bewegung draußen an der Luft, nachts echte Dunkelheit sowie regelmäßige Ess- und Fastenzeiten.

DER WEG ZUM ECHTEN ANTI-AGING

Detox gilt als ultimatives Schönheitsrezept, seit Hollywood-Stars auf den Trend zum Entgiften schwören. Anhänger des Heilfastens sprechen vom Entschlacken und meinen Ähnliches. Nun beschäftigt das Großreinemachen im Körper Forscher in aller Welt.

Im Jahr 1546 vollendete der Renaissancemaler Lukas Cranach das Bild „Jungbrunnen". Mit Ironie bannte er den Traum seiner Zeitgenossen von ewiger Jugend auf die Leinwand. Das Gemälde zeigt ein großes rechteckiges Wasserbecken – einen Pool, würde man heute sagen –, zu dem einige Stufen hinunterführen. Von links kommen die Alten, auf der rechten Seite entsteigen sie dem Bad jung und schön, mit glatter Haut und vollem Haar. Wie gesagt, ein Traum. Oder doch nicht ganz?

Dem Fasten, also dem Verzicht auf Nahrung, wurde schon immer eine verjüngende Wirkung nachgesagt. Der Körper – so heißt es oft – wird gereinigt, die Haut strafft sich, kleine Unreinheiten verschwinden. Entschlackung ist ein viel gebrauchtes Stichwort für diesen Vorgang. Auch wenn das von der Mainstream-Forschung immer wieder bestritten wurde: Schlacken oder genauer gesagt zellulären Müll gibt es wirklich im Körper. Bereits seit mehr als 40 Jahren beschäftigen sich Forscher damit. Doch die Bedeutung für unsere langfristige Gesundheit wird erst in letzter Zeit langsam klar.

GUT FÜR HAUT UND HERZ: REGELMÄSSIG AUFRÄUMEN IN DEN ZELLEN

Die biologische Maschinerie, die unser Leben in Gang hält, erzeugt als unvermeidlichen Nebeneffekt tatsächlich schädliche Stoffe. Der größte Teil davon wird auf wunderbare Weise täglich wieder beseitigt. Schäden, die vom Abfall des Stoffwechsels angerichtet werden, flickt der Körper über Nacht. Er tut es mithilfe der Autophagie (wörtlich: sich selbst essen), einer Art geordneter Auflösung von Abfall im Inneren der Zellen. Haben sich zu viele kaputte Bauteile angesammelt, kommt eben der Reinigungstrupp und sortiert den Müll. Was der Körper nicht mehr braucht, wird zerlegt und wieder verwertet. Verklumpte Proteine, ranzige Fette, Viren und Bakterien – alles Unnötige und Verbrauchte geht in den Schredder und die nützlichen Teile werden als Baumaterial für neue Zellen verwendet. Dieser fein regulierte Prozess kann uns den Traum von ewiger Jugend etwas näherbringen, denn er ist sozusagen Detox und Entschlackung in einem.

Einer der Nachteile des modernen Lebensstils, der sogenannten „Western Diet", ist die ausufernde Snack-Kultur. Viele von uns langen einfach immer zu, wenn etwas Essbares in Sicht ist, und bemerken dabei kaum, wie viel in den Mund wandert. Isst man täglich viel und häufig, befindet sich der Körper stetig im Aufbaumodus. Dann werden Vorräte eingelagert und ein konstant erhöhter Insulinspiegel bremst die Autophagie. Das häufige Essen macht den Körper faul, er wird zum Putzmuffel, spürt keine Veranlassung mehr zum Recycling der Nähr-und Baustoffe. Wird die Zellreinigung gehemmt, fällt eine wichtige Kontrollinstanz für die Gesundheit einer Zelle aus. Reparaturvorgänge bleiben auf der Strecke.

UMS PUTZEN UND AUFRÄUMEN KOMMT UNSER KÖRPER NICHT HERUM

Fastenzeiten dagegen kurbeln das innere Recycling an. Sind am Ende der Nacht nach 10 bis 12 Stunden ohne Kalorien die Kohlenhydratvorräte der Leber erschöpft, startet die Autophagie. Denn bei knappem Nachschub hilft sich die Zelle, indem sie ihre eigene Substanz verzehrt. Mit dem Mittel der Autophagie antwortet der Körper auf Perioden ohne Nahrung und verhilft uns damit zur ursprünglichsten und nachhaltigsten Anti-Aging-Kur des Körpers. Sie macht uns fit fürs Überleben.

JE AKTIVER EINE ZELLE AUTOPHAGIE BETREIBT, DESTO JUGENDLICHER BLEIBT SIE.

Studien an Mäusen zeigen mit verblüffender Deutlichkeit, wie sehr Esspausen die Verjüngungs- und Reparaturprozesse anschieben. Vieles läuft in den Zellen der kleinen Nager genau so ab wie bei uns. Studien zeigen, dass nicht nur gute Nahrung, sondern auch Hunger einer Zelle hilft, zu überleben. Das Gleichgewicht zwischen nährstoffreichem Essen und ausreichend langem Fasten normalisiert Laborwerte, hilft Zellschäden auszubessern und kann Krankheitsprozesse stoppen oder umkehren. Wahrscheinlich hängt letztlich sogar die Lebenserwartung von der Balance zwischen Essen und Fasten ab.

KURZZEIT-FASTEN UND ESSGEWOHNHEITEN

Nicht nur im äußeren Erscheinungsbild sind wir verschieden: Auch unser Stoffwechsel funktioniert ganz individuell, jeder Körper passt sich anders an die Ernährung an.

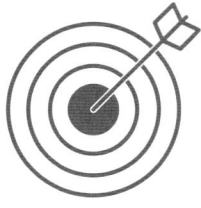

Chronotypen: Wenn die einen gähnen, sind die anderen topfit.

Es gibt keine Diät, die für alle perfekt ist. Die persönliche Veranlagung, das Körpergewicht, die allgemeine Gesundheit, das Stressniveau, der Level an Bewegung und das Alter bestimmen die individuellen Bedürfnisse. Das heißt: Weder sollte jeder Vegetarier sein, noch müssen wir alle vegan, glutenfrei oder ausschließlich fleischbetonte Kost essen. Ein wichtiger Teil unserer inneren Konstitution zeigt sich auch nach außen. Sind Oberschenkel und Hüften rund? Oder ist vor allem die Taille füllig? Schlanke Beine und Arme mit einer runden Körpermitte deuten auf einen empfindlichen Zuckerstoffwechsel. Bei diesem Körpertyp schlagen Kohlenhydrate mehr an als Fett. Wer in der Schwangerschaft oder nach dem Aufgeben des Rauchens extrem schnell und viel zugenommen hat, gehört ebenfalls zu dieser Gruppe. Auch Liebhaber von vielen kleinen Snacks (Marathon-Esser, siehe Seite 14) sammeln ihre Vorräte um die Leibesmitte herum an. Die meisten Männer gehören von Natur aus mehr oder wenig stark zu diesem bauchbetonten Typ. Sind dagegen Po und Schenkel rund, sprechen Laien vom Birnentyp und Experten vom gynoiden – also weiblichen – Fettverteilungsmuster, das sich in milder Form übrigens auch bei Männern zeigen kann. Oft sind die Betroffenen von der Taille aufwärts ziemlich schlank; sie speichern ihre Fettvorräte unterhalb des Nabels und an den Oberarmen. Ihr Stoffwechsel reagiert mit Fettpolstern vor allem auf zu viele Kalorien und zu viel Fett.

CHRONOTYPEN: EULEN, LERCHEN UND NORMALOS

Wie fühlen Sie sich morgens, wenn der Wecker klingelt: taufrisch oder todmüde? Die inneren Uhren ticken bei jedem von uns ein bisschen anders. Ihr Takt bestimmt, ob wir zu den früh erwachenden Morgentypen, also den

Lerchen, gehören oder eher zu den gern spät aufstehenden Eulen. Oder ob wir als Normaltypen irgendwo dazwischen liegen. Ein Hinweis ist zum Beispiel, wann man freiwillig zu Bett geht und von alleine wieder aufwacht. Lerchen werden am Abend früh müde, fühlen sich aber in den Morgenstunden aktiv und leistungsstark. Abendtypen kommen erst in der zweiten Tageshälfte richtig auf Touren. Sie arbeiten gern abends, schlafen dafür in den Morgenstunden länger. So deutlich zeigt sich der Typ nicht immer, die meisten von uns haben eine weniger ausgeprägte Morgen- oder Abendvorliebe. Verändern lässt sich der Chronotyp kaum, denn ererbte Faktoren erzeugen ihn. Im Rahmen eines EU-finanzierten Projekts fanden Forscher heraus, dass sich der Chronotyp sogar anhand unserer Hautzellen feststellen lässt. Es macht deshalb weder glücklich noch schlank, wenn man auf Dauer versucht, gegen die eigene Uhr anzuleben. Gesundheit und Lebensfreude profitieren, wenn Lerchen im Job die Frühschicht übernehmen und Eulen in die Spätschicht oder – falls nicht zu umgehen – in die Nachtschicht gehen. Heute ist deutlicher denn je, dass kein Mensch wie der andere tickt und jeder einzigartig ist. Aber vieles weist darauf hin, dass die Natur Ungleichheiten auf ihre Weise wieder ausbalanciert, wenn wir uns an die uralten Grundregeln halten: Zwischen den Mahlzeiten Fastenpausen einlegen, sich viel bewegen und die Macht der inneren Uhren anerkennen.

MiKROBEN-WG

Multi-Kulti im Bauch

Wie unterschiedlich wir Menschen sind, zeigt sich auch am Mikrobiom, dem individuellen Mix an Bakterienarten, die in unserem Verdauungstrakt leben. Forscher können alle Menschen weltweit nach der Besiedlung durch Mikroorganismen in drei Gruppen einteilen.

Typ 1 ist charakteristisch für Menschen, die viel Fleisch essen.
Typ 2 zeigt sich vor allem im Darm von Vegetariern.
Typ 3 wird meist bei denen gefunden, die gemischte Kost bevorzugen.

Nicht nur die Ernährungsweise, auch die inneren Uhren entscheiden mit darüber, welche Mikroben sich in unserem Darm wohlfühlen (siehe Seite 40). Übergewichtige Menschen beherbergen weniger Bakterienstämme im Darm als schlanke. Doch je artenreicher der Mikrobenmix ist, desto besser. Mit Kurzzeit-Fasten und vielseitiger Pflanzenkost hilft die Uhr-Diät, ein lebendiges Mikroben-Multikulti zu erzeugen.

DiE UHREN iM VERDAUUNGSTRAKT

Was unterscheidet ausgeprägte Rundlinge von den Dünnen des Landes? Unter anderem der Typ von Mikroben, die im Darm wohnen, und das Timing der Verdauungsorgane bei der Arbeit.

Sie sind unentbehrlich: Milliarden von Nützlingen tummeln sich im Inneren des Verdauungstrakts. Sie helfen bei der Verdauungsarbeit, wehren Feinde ab und produzieren Vitamine. In der Mikrobiota (Darmflora) von Normalgewichtigen wohnen vor allem Bakterien der Gattung der Bacteroidetes, bei Übergewichtigen dagegen fühlt sich die Gattung Firmicutes besonders wohl. Was hat das mit den Pfunden auf der Waage zu tun? Viel! Die Besiedelung wirkt auf den Energiestoffwechsel. Denn die Bakterien von Übergewichtigen holen mehr Energie aus der Nahrung – ein Effekt, der etwa 10 Prozent der täglichen Kalorien ausmachen kann. Neue wissenschaftliche Erkenntnisse zeigen außerdem, dass auch die Schleimhautzellen des Darms ihren eigenen Uhren folgen, sich dabei jedoch mit den Mikroben der Darmflora gewissermaßen unterhalten und ihr Verhalten abstimmen. Auf diese Weise beeinflussen innere Uhren und Essgewohnheiten gemeinsam das körperliche und auch das seelische Befinden.

UNSER KOMPLIZIERTES INNENLEBEN

Oft erzählen Menschen, die unter Verdauungsproblemen leiden, sie fühlen sich bedrückt und antriebsschwach. Umgekehrt zeigen sich seelische Störungen nicht selten zuerst durch eine Verstopfung. Der Grund für solche Effekte liegt wohl in dem aus rund 100 Millionen Zellen eng geflochtenen Nervennetzwerk des Darms. Bis vor Kurzem ahnten nicht einmal Spezialisten, wie ausnehmend komplex und umfangreich das Steuersystem ist. Immerhin: Im Auftrag der inneren Uhren überwachen mehr Nervenzellen das Geschehen im Verdauungstrakt als beispielsweise im Rückenmark überhaupt vorhanden sind. Amerikanische Forscher nennen die Nerven des Verdauungstrakts deshalb „visceral brain", auf deutsch: Bauchhirn.

24 STUNDEN SIGNALE AUS DEM BAUCH

Essen und Trinken, Tageslicht und Dunkelheit, Anspannung und Entspannung, Bewegung und Sichausruhen, all diese gegensätzlichen Aspekte nehmen Einfluss auf den Verdauungstrakt. Mehr als uns manchmal lieb ist, zeigt sich der Bauch als Abbild des Menschen, dem er dient, denn die Verdauung wird durch eine enge Verknüpfung von Hormonen und Nerven reguliert. Den Takt geben unsere inneren Uhren vor. Denn wie alle Organe ist auch der Verdauungstrakt mit einem fest verdrahteten Uhrwerk ausgestattet, das die Tätigkeiten subtil steuert. Alle Bewegungen von Magen und Darm mit ihren tausendfachen Funktionen unterliegen den rhythmischen Schwankungen des inneren Zeitgebers. So fließt zum Beispiel in der Nacht der größte Teil des Bluts in die Verdauungsorgane. Früh morgens, lange bevor wir aufwachen, steigt der Cortisolspiegel, vom inneren Weckruf ausgelöst, auf Höchstwerte. Das Hormon sorgt dafür, dass der Körper rechtzeitig mit der nötigen Energie für den Start in den Tag versorgt wird, denn es steigert als realer Fatburner den Abbau von Fettreserven. Dabei reguliert die Leberuhr den Level der Blutfette. In der Bauchspeicheldrüse steuern Zeitgeber den Zuckerstoffwechsel und die Insulinproduktion. Störungen wie Nachtarbeit und nächtliches Essen begünstigen deshalb die Entwicklung von Diabetes. Zahlreiche Hormone zeigen eine bestimmte Tagesrhythmik, etwa die Wachstums- und Schilddrüsenhormone sowie verschiedene fettfördernde Botenstoffe. Fazit: Die Zeitgeber in unseren Verdauungsorganen regieren den Energiestoffwechsel, sie entscheiden darüber, ob Fettpolster wachsen oder abgebaut werden.

AUF DEN BAUCH HÖREN

Der Darm ist nicht nur im Volksglauben eng mit der Entstehung von Gefühlen verbunden. So spielen beispielsweise die Nervenzellen in der Darmwand eine wesentliche Rolle bei dem Entstehen von Glücksgefühlen und Depressionen. Denn sie produzieren eine ganze Reihe von Hormonen, so zum Beispiel Serotonin und Melatonin, Dopamin und Norephedrin, die allesamt das Gemüt und die Stimmung des Menschen beeinflussen. Fast jede nervenwirksame Substanz, die den Stoffwechsel des Gehirns kontrolliert, findet sich auch im Darm. Der Bauch beeinflusst den Kopf wohl mindestens genauso sehr wie der Kopf den Bauch.

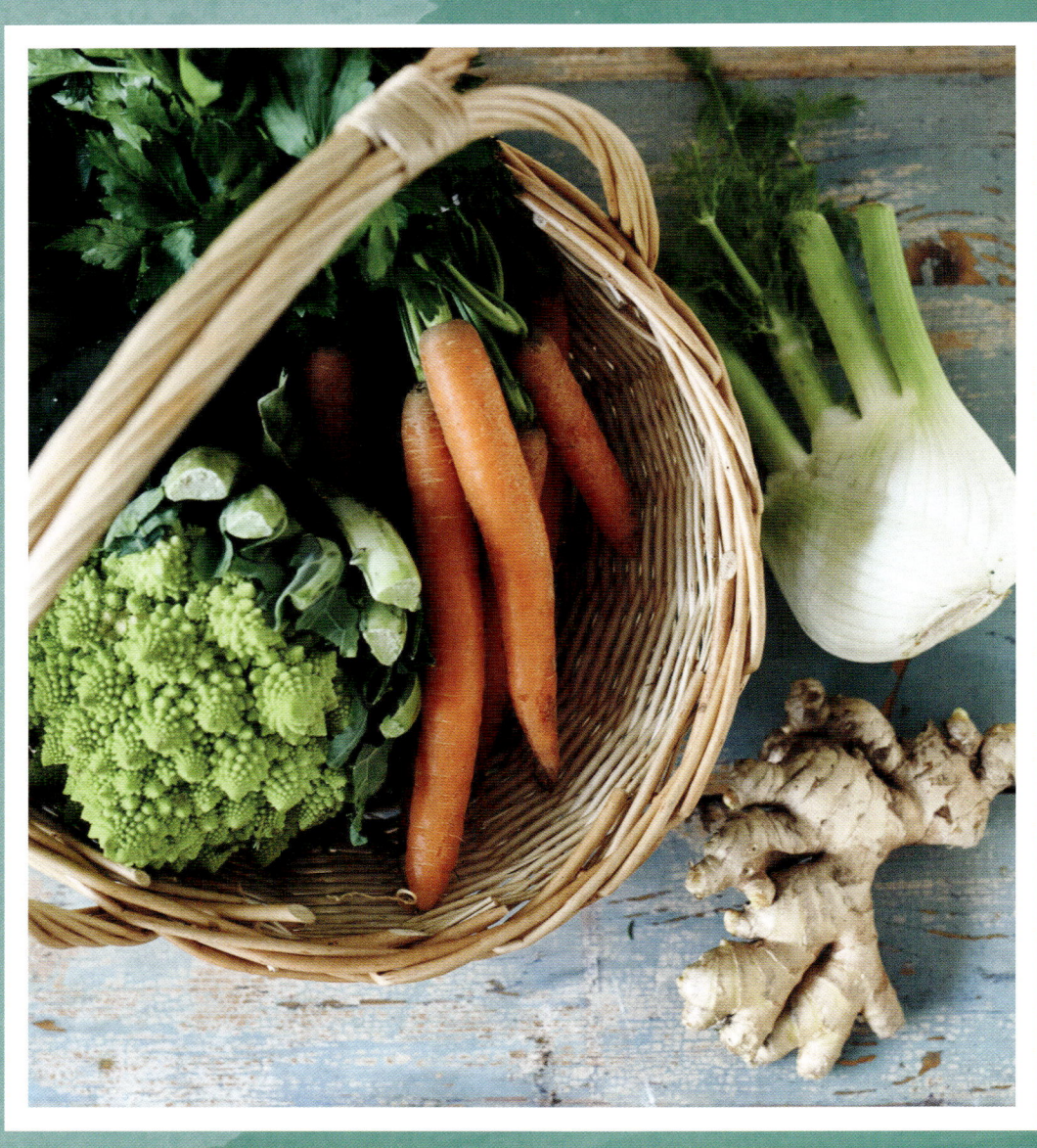

DIE UHR-DIÄT
IM ALLTAG

Die Uhr-Diät ist simpel. Es gibt nur wenige Regeln – und die sind ohne große Verrenkungen für jeden umzusetzen. Nach kurzer Zeit geht alles wie von selbst. Dann erwachen neue Lebensgeister und das Bauchfett macht sich still davon. Wenn der Magen knurrt, braucht man nicht mehr auf die Uhr zu schauen, dann ruft der innere Wecker zum Essen. Und dazu, endlich wieder wunderbar satt zu werden.

DER EINSTIEG IN DIE UHR-DIÄT

Ein Nachteil unseres modernen Lebensstils ist die Gewohnheit, von früh bis in die tiefe Nacht zu essen und zu trinken. Das dauernde Mümmeln und Nuckeln macht den Körper faul und vermüllt die Zellen. Kurze kalorienfreie Zeiten bringen die inneren Systeme aber wieder auf Kurs.

Die meisten Menschen hassen es, sich unentwegt beim Essen einzuschränken. Täglich auf Diät zu sein, ist einfach Folter. Also trifft man besser eine andere Wahl. Mit der Uhr-Diät tut sich ein neuer und natürlicher Weg auf. Hier geht es nicht um einzelne Nährstoffe oder Superfoods, sondern um eine neue Art, sich mit den uralten Anlagen des Körpers auszusöhnen. Im Zentrum stehen kurze Fastenphasen, die sich mit Phasen abwechseln, in denen man seinen persönlichen Essgewohnheiten nachgehen kann. Zwar erfordert die Umstellung am Anfang eine gewisse Willensstärke, aber man kommt schnell an einen Punkt, an dem kalorienfreie Zeiten ein natürlicher und unkomplizierter Bestandteil des Alltags werden. Selbst die ersten ein, zwei Wochen sind für die meisten Abnehmwilligen deutlich leichter durchzuhalten als eine konventionelle kalorienreduzierte Diät.

GENERVT, GESTRESST? REGELMÄSSIGE ESSPAUSEN STÄRKEN DIE WIDERSTANDSKRÄFTE.

Durch einfache und praktische Veränderungen wie etwa die, nur in einem bestimmten Zeitfenster zu essen oder tageweise zu fasten, lassen sich im Alltag viele Gesundheitsprobleme lindern. Wie mit einem Reset-Knopf wird dabei überbordender Appetit gestoppt und der Stoffwechsel in den gut regulierten Urzustand zurückgebeamt. Der Genuss muss darunter keineswegs leiden. Im Gegenteil: Nie schmeckt eine Mahlzeit so köstlich wie nach ein paar kalorienfreien Stunden.

TIPPS FÜR DEN START

1. ZUM ARZT GEHEN

Wie bei jeder großen Veränderung der Lebensgewohnheiten ist es auch bei der Uhr-Diät gut, mal mit dem Hausarzt zu reden. Es gibt medizinische Befindlichkeiten, die sich mit dem Kurzzeit-Fasten nicht vertragen (mehr auf Seite 49). Wichtig ist, auf den Körper zu hören. Wenn man sich in Fastenphasen unwohl fühlt, sollte man aufhören oder die Zeiten reduzieren.

2. DEN HUNGER VERSCHLAFEN

Rechtzeitig zu Bett gehen und lange genug schlafen, dann wacht man nur selten hungrig auf. Denn der Schlaf stoppt die Hungerhormone. Und zwar mit jeder weiteren Fastenphase immer perfekter!

3. DEN KÖRPER GUT BEWÄSSERN

Etwas mehr trinken als sonst, ein, zwei Gläser Wasser reichen meist. Dann fühlt man sich in den Fastenperioden wohler und viel aktiver. Brühen mit einer Prise Salz stabilisieren den Kreislauf (siehe Seite 78).

4. ANDERS DENKEN

Kalorienfreie Zeiten nicht als Entbehrung sehen, sondern als kleine Pausen vom Essen. Und als Zeitgewinn! Denn wer eine Mahlzeit auslässt, hat Muße für andere Dinge.

5. AKTIV WERDEN

Altmodische Heilfastenregeln plädieren beim Fasten für Ausruhen. Dabei ist der Körper, wie Forscher sagen, in kalorienfreien Phasen ganz besonders bereit für Aktionen. Also die gewonnene Zeit nutzen und den Terminkalender vollpacken. So kommt man erst gar nicht auf die Idee, in den Kühlschrank zu gucken oder einen Schnellimbiss anzusteuern.

6. BEIM FASTEN BEWEGEN

Moderate Muskelspiele sind mit leeren Kohlenhydratspeichern ideal. Muskelaufbau und Fettverbrennung laufen unter diesen Bedingungen auf Hochtouren. Und der Hunger ist erst mal gegessen, weil Bewegung appetithemmend wirkt. Die Grundregeln finden Sie in der vorderen Umschlagklappe des Buches.

DEN EIGENEN (FASTEN-)WEG FINDEN

Niemand kann das Fasten-Programm der Uhr-Diät mit seinen Phasen von freiwilliger Enthaltsamkeit besser planen als derjenige, der die Pfunde loswerden und seinen Stoffwechsel wieder auf gesunden Kurs bringen möchte. Denn jeder von uns lebt ein anderes Leben. Jeder reagiert auf die gleiche Nahrung und ein ähnliches Maß an Bewegung unterschiedlich – das haben inzwischen Hunderte von Untersuchungen gezeigt. Es gilt also, den eigenen Weg zu finden (siehe ab Seite 54). Die Erfahrung zeigt, dass viele, die erst einmal ein strenges Regime bevorzugen und sich zum Beispiel fürs Essen nur ein tägliches Zeitfenster von sagen wir fünf oder sechs Stunden gönnen, später, wenn die ersten Pfunde verschwunden sind, auf liberalere 10 oder 11 Stunden umsteigen und damit trotzdem abnehmen und gut leben. Hunger, flaue Gefühle und Anfälle von schlechter Laune sind bei einigen Zeitgenossen lästige Begleiter der ersten Fastentage. Doch übereinstimmend beschreiben alle, die es ausprobiert haben, dass solche Nebenwirkungen nach kurzer Zeit verschwinden. Ein Körper der andauernden Kalorieninput gewohnt war, braucht eben Zeit zum Umschalten. Haben die inneren Uhren erst gecheckt, dass nach ein paar Stunden wieder Nachschub kommt, schalten sie in den Fastenphasen den Hunger weitgehend ab und gehen auf Kuschelkurs. Fazit: Die Uhr-Diät bietet jedem die Chance, individuelle Ziele auf eigene Weise zu verwirklichen.

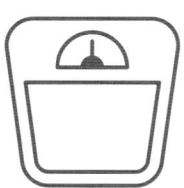

Keine Sorge, bald stellen sich die inneren Uhren aufs Abnehmen ein.

UUPPS, SCHON HAB ICH WAS GEGESSEN...

Mal eine Weile ganz ohne Mahlzeiten auszukommen, ist selbst für disziplinierte Leute im Alltag nicht immer ganz einfach. Oft merkt man gar nicht rechtzeitig, dass man gerade etwas in den Mund steckt, obwohl die Zeit für die nächste Mahlzeit noch nicht da ist. Es kann auch sein, dass das hungrige Gehirn einen nachts zum Essen weckt, weil der Wille dann zu schläfrig ist, um sich an Fastenregeln zu erinnern. Menschen, die schon lange mit ihrem Gewicht kämpfen und nicht tief genug schlafen, werden manchmal zum Opfer solcher nächtlichen Essstörungen.

Aber nicht gleich streng werden und sich mit Selbstvorwürfen bestrafen, wenn man in Fastenzeiten ungeplant gegessen hat. Lieber Milde walten lassen. Denn hier geht es nicht um Versagen, Schuld oder Sühne. Vieles von dem, was wir für einen Mangel an Disziplin oder für einen zweifelhaften Charakterzug halten, ist in Wirklichkeit reine Biologie. Wir glauben selbst zu entscheiden, wann wir essen, aber eigentlich springen unsere Organe an und initiieren, was wir tun. Klar, wir haben einen eigenen Willen und können frei wählen, was wir tun. Aber der Körper wird gesteuert von Genen,

Hormonen und inneren Uhren. Sie alle müssen erst umgepolt werden. Man sagt sich also bei Flops am besten: „Na gut, ich habe zur falschen Zeit gegessen. Kann passieren. Ab morgen bin ich wieder im Plan."

WENN ICH ESSE, WAS ESSE ICH DANN?

Es hängt von den persönlichen Vorlieben und Gewohnheiten ab, was auf den Tisch kommt. Auch wie oft man im gewählten Zeitfenster isst, bestimmen die eigenen Vorlieben. Nichts ist verboten. Und es gibt auch keine Listen, welche Lebensmittel erlaubt sind. Aber es gelten natürlich die üblichen Regeln für gesundes Essen. Ein guter Mix: viel Gemüse und Kräuter, reichlich Gewürze, Vollkorn, Nüsse, Hülsenfrüchte, etwas Obst sowie Eier, Fleisch und Fisch. Wer es hinkriegt, wählt dabei vor allem Naturprodukte. Überquellende Teller bitte vermeiden. Alle, die nachhaltig satt werden möchten, setzen auf magenfüllendes Gemüse, proteinreiche Eier und vor allem Nüsse (siehe auch Seite 68). Süßes ist ohnehin nicht für jeden gut, denn Zeitgenossen mit einem empfindlichen Zuckerstoffwechsel bekommen davon mehr Hunger. Auch eine ausgeprägte Magerküche mit wenig Eiweiß schiebt Hungergefühle an. Anregungen und gut ausgewogene Rezepte, die den eigenen Speiseplan ergänzen können, um angenehm über die Fastenzeiten zu kommen, sind ab Seite 116 zu finden. Desserts und süße Snacks findet man dort jedoch nicht. Dafür brauchen wir keine Anregungen, wir werden mit Angeboten ohnehin überflutet. Wer sich entscheidet, jeden zweiten Tag zu fasten und dann nur eine Mahlzeit zu essen, der hat ab Seite 80 die

Proviant zum Sattessen

DIE UHR-DIÄT AUSSER HAUS

Viele verbringen den größten Teil des Tages unterwegs, in der Schule, im Beruf, in Auto, Flugzeug oder Bahn. Da hilft es, eine gute Mahlzeit einzupacken und mitzunehmen. Ob im Schraubglas oder als Lunchbox: In gut verschließbaren Behältern bleibt der Proviant frisch und appetitlich. Variieren Sie zwischen belegten Broten, Salaten und vorgekochten Mahlzeiten. Und natürlich ist Trinken in Fastenphasen überaus wichtig. Eine ausreichende Menge Flüssigkeit hilft dabei, fit und leistungsfähig zu bleiben. Wasser, Tee oder aromatisiertes Wasser (siehe Seite 77) gehören zu jeder Mahlzeit unterwegs. Die große Auswahl an hübschen Trinkflaschen macht das Mitnehmen hausgemachter Getränke leicht.

Wahl unter mehr als 25 geeigneten 500-Kalorien-Rezepten. Das Konzept, bei dem jeden zweiten Tag nur eine Mahlzeit gegessen wird („Every Other Day Diet"), gehört zu den effektivsten Arten des Kurzzeit-Fastens. Es wird seit über 10 Jahren von der US-Forscherin Krista Varady untersucht.

UND WIE VIEL DARF ICH ESSEN?

So viel wie nötig ist, um satt zu werden. Klar, ein bisschen mehr Hunger als sonst bringt man anfangs mit, wenn man sich wieder an den Tisch setzt. Die meisten Menschen essen nach Fastenpausen etwa 10 bis 20 Prozent mehr als sonst. Es bleibt also trotzdem eine Kalorienlücke, die das Abnehmen von Beginn an beflügelt. Und interessanterweise regelt sich auch die Essmenge durch den Anstieg eines Nervenbotenstoffs (BDNF) mit der Zeit. Nach ein, zwei Wochen Ausdauer gehört das prompt einsetzende und oft verloren geglaubte Sättigungsgefühl zu den großen Freuden der Uhr-Diät.

Klar, Kalorien sind auch drin

WAS STECKT IN DEN REZEPTEN?

Ein Vorzug der Uhr-Diät ist, dass man weder Kalorien noch Punkte oder andere Sachen abzählen muss. Im Rezeptteil ab Seite 80 steht eine Fülle von 500-Kalorien-Rezepten zur Wahl, die eine gute, sättigende Portion für diejenigen abgeben, die beim tageweisen Fasten nur eine Mahlzeit essen. Sie sind aber natürlich auch gut für alle übrigen, die gern etwas Neues kochen. Diese Gerichte enthalten im Schnitt etwa je 40 Prozent Kohlenhydrate und Fett sowie 20 Prozent Eiweiß, also einen Mix, der das Abnehmen an Fastentagen unterstützt. Das zweite Kapitel des Rezeptteils ab Seite 116 liefert Anregungen für eine gesunde Jeden-Tag-Küche mit vielen Ballaststoffen, die lange sättigen und damit die Fastenphasen zum Kinderspiel machen. Es lohnt sich also, einen Blick auf die Nährwerte zu werfen, die jeweils dabeistehen.

Die Kürzel bedeuten:
g EW   = Gramm Eiweiß/Protein
g F   = Gramm Fett
g KH   = Gramm Kohlenhydrate
g BST   = Gramm Ballaststoffe
kcal   = Kilokalorien, im Alltag einfach Kalorien genannt

VOR DEM START: AB ZUM ARZT!

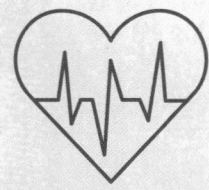

Für Gesunde ist Kurzzeit-Fasten kein Problem, sondern eine Chance. Aber wie fit man wirklich ist, erfährt man nur durch einen Arztbesuch.

Kurzzeit-Fasten hilft Menschen mit Diabetes Typ 2, mit rheumatischen Erkrankungen, Allergien oder verschiedenen Hautkrankheiten dabei, ihren Stoffwechsel zu stabilisieren. Auf eigene Faust zu handeln ist aber keine gute Idee. Wer unter Stoffwechselerkrankungen leidet, wird vom Kurzzeit-Fasten nur profitieren, wenn ein gut informierter Arzt ihm hilft, sein Verhalten und die Medikamente an den neuen Lebensstil anzupassen. Ein langjähriger fürsorglicher Hausarzt kennt seine Patienten und kann individuell beraten.

Wichtig beim Beratungsgespräch: Dem Arzt, falls nötig, den Unterschied zwischen Kurzzeit-Fasten (intermittierendem Fasten) und traditionellen Langzeitfastenformen erklären. Interessierte und auch Ärzte finden im Anhang (ab Seite 170) einen Hinweis auf die wichtigsten wissenschaftlichen Studien, auf denen dieses Buch beruht. Im Zweifel die Fastenphasen vorsichtig eintakten (siehe Seite 50) und mit einem 12-Stunden-Rhythmus beginnen.

NICHT EINSTEIGEN BEI

* Neigung zu Hypoglykämien (Abfall des Blutzuckerspiegels, Unterzuckerung)
* Leber- und Nierenerkrankungen
* Hyperurikämie (erhöhte Harnsäurewerte)
* Gastritis und Magengeschwüren
* Stoffwechsel- und Hormonstörungen
* langjährigen schweren Schlafstörungen
* Abhängigkeit von Alkohol und Drogen
* Depressionen und Angststörungen

KURZZEIT-FASTEN IST NICHTS FÜR

* Kinder und Jugendliche unter 18 Jahren
* Menschen mit Essstörungen
* alle, die ohnehin sehr schlank sind
* Schwangere und Stillende

ESSEN ZUR RICHTIGEN ZEIT

Die Uhr-Diät hilft mit kurzen oder längeren Esspausen beim Abnehmen. Es gibt zwei Möglichkeiten, sich diesem neuen Lebensstil anzupassen: Eine heißt „Anschleichen", die andere „Klare Kante".

Im Rahmen der Uhr-Diät steht der Begriff Kurzzeit-Fasten für einen bestimmten Essrhythmus. Man isst dabei also – im Vergleich zu traditionellen Fastenmethoden – sehr wohl, nur eben zu bestimmten Zeiten und vor allem nur in bestimmten Zeitabständen. Man wechselt zwischen Zeiten, in denen man wie gewohnt isst, und Zeiten des kompletten Verzichts.

Bei den meisten schwinden überschüssige Kilos durch Kurzzeit-Fasten verblüffend schnell. Es gibt natürlich individuelle Unterschiede in Stoffwechsel, Aktivität und Körperbau, die beim Abnehmen deutlich werden. Wie der Einzelne an das Kurzzeit-Fasten herangeht, ist eine Frage des Temperaments und der Erfahrung mit der eigenen Disziplin. Denn Willenskraft ist so etwas wie ein Muskel: Man kann sie trainieren, je mehr, desto besser. Wer einmal durchgehalten hat, schöpft Kraft für das nächste Mal.

DAS SCHAFFEN WIR: LOCKER ANSCHLEICHEN

Nicht jeder traut sich große Veränderungen sofort zu. Wer noch nie einen ganzen Tag lang auf Essen verzichtet hat, fängt am besten langsam an. Also vielleicht nicht gleich 24 Stunden fasten, sondern erst einmal über Nacht 12 Stunden ohne Essen auskommen. Den meisten Menschen fällt es leicht, die Zeit von 8 Uhr abends bis 8 Uhr morgens ohne Kalorien zu verbringen. Obwohl man den größten Teil der Fastenzeit verschläft und am Morgen vielleicht ohnehin nicht sehr hungrig ist, bringt diese kleine Veränderung oft schon erhebliche Erfolge, sowohl in puncto Gewichtsabnahme als auch bei der Regulierung der Laborwerte.

Eine Weile auf abendliche Snacks verzichtet und im 12-Stunden-Fasten-Rhythmus gelebt? Dann die Esspause eventuell schrittweise ausdehnen.

Also etwas später frühstücken und etwas früher zu Abend essen. So entsteht nach und nach vielleicht ein Ablauf mit 14 Fastenstunden und 10 Stunden Zeit zum Essen, und schließlich landet man bei der 8-Stunden-Diät. Die verlängerte nächtliche Pause beträgt 16 Stunden, gegessen wird in einem Zeitfenster von 8 Stunden. Diesen Fastenstil können viele gut in ihren Alltag integrieren, vor allem weil man an dieser Struktur nicht eisenhart festhalten muss, sondern sich für bestimmte Anlässe freie Tage genehmigen kann (siehe ab Seite 53). Späte Chronotypen (Eulen; siehe ab Seite 38) starten gern mittags um 13 oder 14 Uhr mit der ersten Mahlzeit und essen ganz entspannt bis 20 oder 21 Uhr abends. Am Ende landen begeisterte Fastenfans womöglich bei einem nur vierstündigen Zeitfenster fürs Essen, zum Beispiel 17 Uhr bis 21 Uhr. Dieser Lebensstil ist vor allem ideal für Vielbeschäftigte, denen ausgedehnte Fastenphasen tagsüber nichts ausmachen, die es aber umso mehr genießen, sich am Abend entspannt satt zu essen.

DEUTLICHE ENTSCHEIDUNG: KLARE KANTE

Es gibt natürlich Zeitgenossen, die nicht lange fackeln, sondern sich von jetzt auf gleich für einen neuen Lebensstil entscheiden. Ab morgen esse ich nur noch zwischen 11 Uhr und 19 Uhr, beschließen sie vielleicht, richten ihren Terminkalender danach aus und halten sich daran, bis sie ihre Ziele erreicht haben. Glückwunsch.

Neue Freiheiten

NIE MEHR SKLAVE EINER DIÄT

Ein echter Befreiungsschlag sind Schlemmertage nach Art der Uhr-Diät. Dauerdiät-Geschädigte können sich auf lang entbehrte Spezialitäten freuen und in ihrem gewählten Zeitfenster davon essen, so viel sie mögen. Mal kurz überlegen, welche Speisen und Lebensmittel man sich seit Jahren verboten hat, weil sie angeblich dick machen. Dann einen Speiseplan aufstellen, in dem die Lieblingsgerichte nicht zu kurz kommen. Sich für jede Mahlzeit an den Tisch setzen und jeden Bissen ohne schlechtes Gewissen genießen! Auch eine gute Lockerungsübung: öfter mal ein neues Gericht oder ganz neue Zutaten ausprobieren. Das füllt die persönliche Bibliothek der Düfte und Geschmacksnoten mit Neuigkeiten und kitzelt die Belohnungssysteme im Gehirn.

Eine weitere Möglichkeit für fest Entschlossene: jeden zweiten Tag mit nur einer Mahlzeit auskommen. Kann das wirklich funktionieren, an Fastentagen auf 75 Prozent der benötigten Kalorien zu verzichten? Das fragte sich anfangs auch die führende Forscherin dieser Fastenform, Krista Varady. Sie selbst zweifelte daran, dass ihre Studienteilnehmer das Konzept einhalten würden. Doch es war so: Patient für Patient hielt durch und nahm ab. Selbst Teilnehmer, die sonst 3000 Kalorien pro Tag aßen, kamen an Fastentagen mit 500 Kalorien über die Runden. Erst glaubte die Forscherin, die Leute würden dafür am nächsten Tag das Doppelte essen. Doch die meisten waren mit etwa 110 Prozent zufrieden, sie aßen nach dem Fasten nur etwa ein Zehntel mehr als sonst. Zum Glück kommt es bei dieser Methode nicht auf eine Kalorie mehr oder weniger an. So können große muskulöse Männer und hochgewachsene aktive Frauen, wenn sie mögen, zusätzlich ein Stück Obst essen oder ein, zwei Teelöffel mehr Fett ins Essen geben, um auf 600 Kalorien zu kommen. Mehr sollte es aber an Fastentagen nicht sein, sonst verpufft der Effekt. Dafür kann man aber frei entscheiden, ob man einen, zwei oder drei Tage pro Woche fasten möchte. Von Tag zu Tag wird es leichter, die Fastenzeit einzuhalten.

JEDEN ZWEITEN TAG: NULL KALORIEN

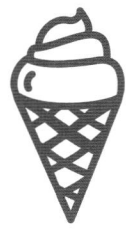

Heute esse ich, morgen nicht. Übermorgen gönne ich mir wieder was Tolles.

Nur für sehr willensstarke Naturen bietet es sich an, alternierend zu fasten, also jeden zweiten Tag zur Null-Kalorien-Zeit zu erklären. Auch hier wird an einem Tag normal gegessen, aber während der Nacht und am ganzen nächsten Tag gefastet. Erst am übernächsten Tag endet die Null-Kalorien-Zeit mit dem Frühstück. Auch Fastenphasen von Mittag zu Mittag sind beliebt: Immerhin kann man sich an beiden Tagen zwei Mahlzeiten gönnen. Diese beiden Varianten stellen die intensivste Form des Kurzzeit-Fastens dar. Wer es schafft, jeden zweiten Tag komplett auf Nahrung zu verzichten, wird seine überschüssigen Pfunde zügig verlieren. Es gibt zahlreiche Erfahrungsberichte darüber, dass diese längere Essenspause ebenfalls gut vertragen wird. Doch hier liegt auch die Obergrenze: Selbst wenn man sich noch so gut dabei fühlt, lieber nie mehr als einen ganzen Fastentag einlegen, sonst beginnt der Körper, in den Energie-Sparmodus zu gehen. Das ist nicht erwünscht. Gerade der Wechsel von Esspausen und freiem Essen macht das Kurzzeit-Fasten so nachhaltig und effektiv.

Ganz gleich, ob kurze oder längere Fastenphasen, alle führen zum Erfolg. Wer sein Wunschgewicht erreicht hat, kann später jederzeit einzelne Fastentage – mit oder ohne Mahlzeit – in seinen Alltag einbauen. Oder er macht sich einfach zur Gewohnheit, täglich kalorienfreie Zeiten einzuhalten.

MOGELN ERLAUBT

Die Uhr-Diät ist höchst flexibel und bewährt sich deshalb im richtigen Leben. Mit ihren vielen Variationsmöglichkeiten passt sie in beinahe jede Lebenssituation. Selbst bei der Frage, ob man beim tageweisen Fasten komplett auf Nahrung verzichten will oder lieber eine Mahlzeit einbaut, hat man die Wahl. Und wer gerade nicht fastet, kann ohnehin essen, was er möchte. In den gewählten Fastenphasen kommt einem jedoch manchmal etwas dazwischen. Was tut man zum Beispiel an Fest- und Feiertagen, auf Reisen, bei beruflichen Terminen oder Wochenendaktivitäten, die sich mit einem Fastentag nicht vertragen. Auch hier: kein Problem! Die Feste feiern, wie sie fallen! Fastenzeiten kann man verlegen oder ausfallen lassen – und gleich danach wieder locker einsteigen. Man muss sich bei solchen Sonderfällen nirgendwo entschuldigen, sondern kann ganz normal am sozialen Leben teilnehmen. Wie weit man die Mogelei treibt, ist natürlich die Frage. Große Fans von Milchkaffee wollen oft auch in Fastenphasen nicht auf ihr Lieblingsgetränk verzichten. Tatsächlich muss man einen großen Milchkaffee (halb Kaffee, halb Milch) jedoch als echte Mahlzeit betrachten. Denn er enthält Fett, Eiweiß und (Milch-)Zucker, setzt also auch Insulin frei und stoppt die Fastenzeit. Natürlich kann man auf Kaffee mit wenig Milch umsteigen, aber besser wäre hier: klare Kante. In Fastenphasen verzichten – und sich wie beim Essen auf später freuen.

Für Nerven wie Drahtseile

BDNF – EIN STÄRKUNGSMITTEL, DAS UNSER KÖRPER SELBST PRODUZIERT

Hinter dem Kürzel BDNF steckt der englische Begriff „Brain-derived neurotrophic factor", gemeint ist ein Botenstoff, der unseren Nerven guttut. Wenn wir stunden- oder tageweise fasten, steigt der Spiegel. Auch wenn wir uns draußen im Tageslicht bewegen und mit Freunden Spaß haben, fließt der Nervendünger. Dann lernen wir lieber und unser Gedächtnis funktioniert besser. Der nützliche Stoff bewahrt unsere Nervenzellen vor frühzeitigem Zerfall und unterstützt ihre Anpassungsfähigkeit.

Also: Der Botenstoff BDNF

- schützt die Nerven und fördert das Wachstum neuer Nervenzellen.
- ist in Bereichen aktiv, die für Gedächtnis und abstraktes Denken zuständig sind.

WELCHER KURZZEIT-FASTENTYP BIN ICH?

Die Uhr-Diät verlangt keinen einheitlichen Fasten-Rhythmus. Jeder kann selbst entscheiden, welche Art des Kurzzeit-Fastens für ihn die richtige ist.

TÄGLICH EIN PAAR STUNDEN OHNE ESSEN

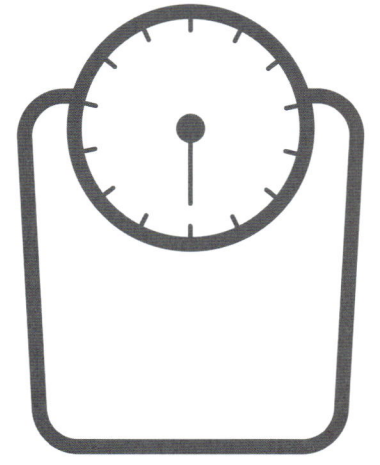

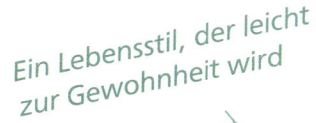

Ein Lebensstil, der leicht zur Gewohnheit wird

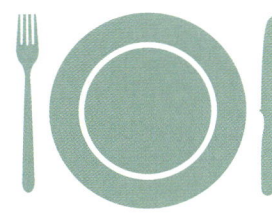

12 STUNDEN ESSEN, 12 STUNDEN FASTEN

Mit ihrem großen Zeitfenster fürs Essen ist diese Methode leicht einzuhalten und deshalb ideal für alle Food-Lover, die nicht viel abnehmen, sondern vor allem ihr Gewicht halten und die Laborwerte in den grünen Bereich bringen wollen. Gute Laune und einen hellen Geist gibt es als Zugabe.

8 STUNDEN ESSEN, 16 STUNDEN FASTEN

Das Zeitfenster, in dem man essen kann, ist relativ groß. Deshalb eignet sich dieses System für alle, die nachhaltig abnehmen wollen und sich dafür einen cleveren Lebensstil zulegen. Die nächtliche Fastenpause gelingt leicht, wenn man sein Frühstück Richtung Mittag verlegt und frühzeitig zu Abend isst.

TAGEWEISE FASTEN

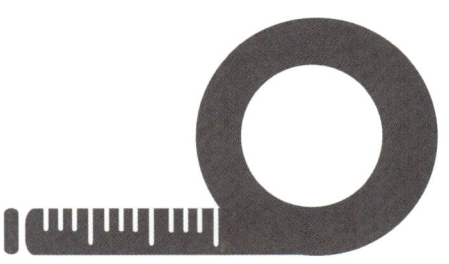

4 STUNDEN ESSEN, 20 STUNDEN FASTEN

Wer sich tough genug fühlt für eine lange Fastenpause, kann auf diese Weise zügig abnehmen. Das kurze Zeitfenster für die Mahlzeiten ist allerdings gewöhnungsbedürftig und eher etwas für Hardliner. Immerhin spart man durch weniger Mahlzeiten eine Menge Zeit.

24 STUNDEN FASTEN, 24 STUNDEN ESSEN

Wer diesen Weg wählt, kann jeden zweiten Tag essen, wie er möchte, muss jedoch einen Tag ohne Mahlzeit auskommen. Ein ziemlich strenges Regime. Aber für Vielbeschäftigte, die sich ihre Pflichten und Freiräume selbst einteilen können, trotzdem eine gute Option. Immerhin kann man sich an Fastentagen schon auf den Genießertag freuen.

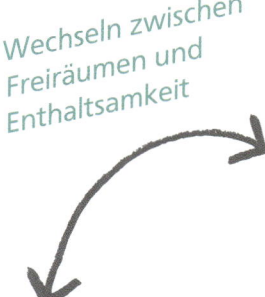

Wechseln zwischen Freiräumen und Enthaltsamkeit

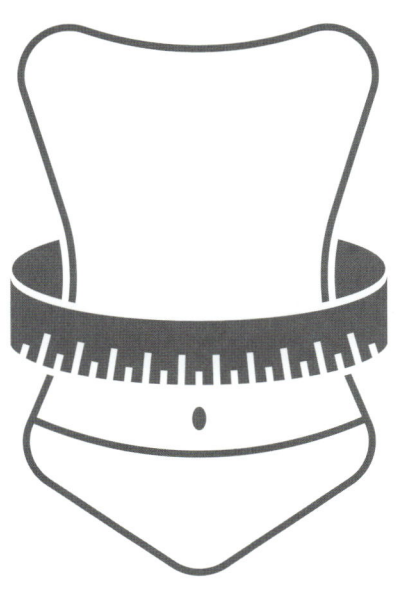

JEDEN ZWEITEN TAG NUR EINE MAHLZEIT

Hier wechseln Tage, an denen man essen kann, wie man will, mit Tagen, an denen es nur mittags eine Mahlzeit von etwa 500 Kalorien gibt. Der Vorteil: Es ergeben sich auf diese Weise zwei lange nächtliche Fastenzeiten. Die eine, weil am Fastentag das Frühstück entfällt, und die zweite, weil es vor der nächtlichen Fastenpause kein Abendessen gibt. Das hilft sehr effizient beim Abnehmen und reguliert den Stoffwechsel.

SO WIRD MAN LÄSTIGE VERFÜHRER LOS

Wenn wir unterwegs sind, trommeln Hunderte von Werbeangeboten auf uns ein. Wer in Fastenperioden clean bleiben möchte, kann die Verführer austricksen: Einfach drinnen und draußen Freiräume schaffen, in denen Essbares nichts zu suchen hat.

Verlockungen lauern überall: ein Stück Kuchen im Backshop, ein Würstchen an der Bushaltestelle, ein Muffin auf dem Weg zur Bahn, Schokolade auf dem Sofa und Bonbons im Bett. In der Nähe von Schnellrestaurants und Bäckereien fordern Brat- und Backgerüche unser Unterbewusstsein zum Konsum auf. Und zu Hause? Da liegen leckere Snacks oftmals einladend in jedem Raum der Wohnung. Bei den allgegenwärtigen Lockrufen zum Essen braucht man einige Willenskraft, um Esspausen einzuhalten und überschüssige Kalorien abzulehnen. Regierungsstellen in den USA gehen jetzt sogar immer häufiger dazu über, snackfreie Zonen im öffentlichen Raum einzurichten und Kettenrestaurants in Bahnhöfen zu verbieten.

Kleine Pikser mit großer Wirkung

AKUPUNKTUR VERSUCHEN

Wer zum Daueressen neigt, bei dem zeigt die fernöstliche Nadeltherapie oft gute Erfolge. Denn sie wirkt vor allem gegen das scheinbar unbezwingbare Verlangen, ständig etwas in den Mund zu stecken. Bei der Behandlung platziert der Therapeut an bestimmten Punkten des Körpers dünne Akupunkturnadeln, die etwa 20 bis 30 Minuten in der Haut bleiben. Meist arbeitet er dabei an fünf klassischen Suchtpunkten am Ohr und am Körper. Und weil das Ganze durchaus effektiv ist, übernehmen einige Krankenkassen sogar die Kosten für die Behandlung – ganz oder teilweise.

Der Hintergrund: Extrem wohlschmeckende Lebensmittel – solche mit viel Zucker, Fett und Salz – bringen unser Gehirn dazu, den Botenstoff Dopamin freizusetzen. Wir alle lieben es, wenn dieses „Glückshormon" uns durchflutet. Darin liegt die Verlockung von Snack-Produkten. Essen wir immer wieder davon, gewöhnt sich das Gehirn so sehr an diesen Kick, dass schon bei der bloßen Aussicht, also etwa beim Vorbeifahren an einem Fastfood-Restaurant oder bei einem Werbespot, der Drang wächst, sich etwas davon zu beschaffen. Gönnt man sich den Snack, schüttet das Gehirn zur Belohnung opiumähnliche Stoffe (Opioide) aus. Wir werden quasi „high". Die Botenstoffe (Dopamin und Opioide) bahnen im Gehirn den Weg. Jedes Mal, wenn die Erinnerung an das leckere fett-salzig-süße Essen kommt, wollen wir wieder dieses tolle Gefühl. Mit Hunger hat das gar nichts zu tun.

DiE UHR-DiÄT iM SCHLARAFFENLAND

Zu Hause helfen eigene Regeln, um sich gegen unbewusstes Essen zu schützen. Oft ist es leichter, das Umfeld zu verändern, als tief angelegte Essgewohnheiten mit reinem Willen zu bezwingen. In Fastenzeiten helfen kleine Kniffe, verführerische Speisen links liegen zu lassen – ohne dass man sein gesamtes Leben umstellen muss. Auch wenn man wissen möchte, ob man satt ist, sollte man sich besser nicht allein auf sein Bauchgefühl verlassen. Die Umgebung beeinflusst uns mehr, als wir denken. Sie kann uns dazu bringen, mehr zu essen als wir eigentlich wollen. Psychologische Tricks helfen, kalorienfreie Zeiten locker durchzuhalten. Hier eine Auswahl:

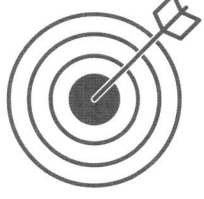

KEINE SNACKS AM ARBEITSPLATZ. Auch wenn es schwerfällt: Wer mit der Uhr-Diät abnehmen möchte, isst besser nicht mehr am Schreibtisch und verbannt alle Vorräte aus Schubladen und Schränken.

Aus den Augen, aus dem Sinn: Was ich nicht sehe, will ich nicht essen.

DEN BLICKEN ENTZIEHEN. Verlockungen wie Kekse, Chips oder Nüsse aus dem Sichtfeld schaffen. Selbst wenn man genau weiß, was drunter ist, hilft es sogar schon, eine Serviette über die Verführer zu legen, um Snack-Attacken nachhaltig abzuwehren.

NIE MEHR ESSEN VOR DER GLOTZE. Computer, Fernseher und Spielkonsole erzeugen extreme Knabberlust. Wer am Bildschirm kalorienfrei bleibt, tut der Figur einen Gefallen.

KEINE KRÜMEL IM BETT. Verführer wie Chips, Kekse oder Bonbons aus dem Schlafzimmer verbannen. Denn gerade spätabends vor dem Schlafengehen setzt jede Kalorie doppelt an.

KEINE VORRATSKAMMER IM AUTO. Oft sammeln sich ein paar Tausend Kalorien in Form von Snacks im Handschuhfach und auf dem Rücksitz. Besser weg damit!

PORTIONEN KALKULIEREN. Die richtige Menge schon in der Küche auf einem Teller arrangieren und so servieren. Töpfe und Schüsseln zum Nachnehmen bleiben besser erstmal in der Küche.

SELBST ENTSCHEIDEN, wie viel auf den Teller kommt. Denn wir alle neigen dazu, den Teller leer zu essen – egal, wie viel drauf ist. Auch als Gast um angemessene Portionen bitten.

KEINE NOTFALLRATIONEN MITNEHMEN. Ein paar Stunden ohne Essen bringen niemanden in Schwierigkeiten. Im Gegenteil: Wenn sich die geplante Esspause ungewollt etwas verlängert, umso besser.

Werbung will uns Appetit machen. Einfache Tricks helfen dagegen.

BUNTE PACKUNGEN VERSTECKEN. Attraktive Vorräte in undurchsichtige Boxen füllen und lockende Packungen in Zeitungspapier wickeln, bevor man sie in den Schrank oder ins Regal stellt. Kühlschrankvorräte, die zum Zugreifen animieren, in Alufolie wickeln.

KLEINE PACKUNGEN KAUFEN, wann immer es geht. Oder aus Großpackungen die benötigte Menge sofort entnehmen und den Rest neutral verpackt weit weg in den Vorrat stellen.

KEINE RESTE HERUMSTEHEN LASSEN. Bei einigen Gerichten macht es Sinn, gleich größere Mengen zu kochen. Was in den Vorrat soll, lieber sofort portionieren und kühlen oder einfrieren, bevor es in Sichtweite zum ungeplanten Verzehr verlockt.

IM SITZEN ESSEN. Am besten jeden noch so kleinen Bissen am Tisch genießen. Das ist für jemanden, der sonst meist im Stehen oder im Vorübergehen kaut, schon eine wirksame Veränderung: Bewusstes Essen hält die Mengen in Schach.

DUFTFALLEN MEIDEN. Um Bäckereien, die im Laden laufend frisch backen, einen großen Bogen machen. Der Duft nach Frischgebackenem dient unter anderem dazu, hungrige Käufer anzulocken.

ERST NACH DEM ESSEN EINKAUFEN. Banal, aber wirksam: In Fastenperioden nicht in den Supermarkt gehen. Denn wer hungrig ist, kauft mehr.

GEMEINSAM FASTEN

Das Leben ist leichter, wenn andere einen bestärken und unterstützen. Das können Freunde sein, die beim Kurzzeit-Fasten mitmachen wollen, oder einfach jemand, der die Erfolge mitfeiert und uns motiviert weiterzumachen, wenn es einmal schwierig wird.

Mit Unterstützung erreichen wir unsere Ziele eben viel einfacher. Hauptsache, die Helfer sind Leute, die einen verstehen und sich als Coach eignen. Das kann die Nachbarin sein, der Patenonkel, der Sporttrainer oder eine Kollegin. Der ideale Fastenbegleiter

- mag einen so, wie man ist, und knüpft seine Zuwendung nicht an Bedingungen.
- schätzt einen als Mensch und begegnet einem auf Augenhöhe.
- besitzt ein ehrliches Interesse an einer positiven Entwicklung.
- will nicht kontrollieren oder bevormunden.
- liefert wertvolle Anregungen und unterstützt.

Wer sich ernsthaft auf den Weg macht abzunehmen, verdient Bewunderung. Nette Menschen, denen man die Bitte um Begleitung anträgt, werden das ebenso sehen. Außerdem ist der Job des Begleiters beim Kurzzeit-Fasten nicht sonderlich zeitraubend. Eine gute Idee ist es, sich einmal in der Woche zu einem Gespräch zu verabreden – entweder persönlich oder am Telefon. Auch gut: täglich zu einer bestimmten Zeit ein 5-Minuten-Gespräch einplanen und nur bei Bedarf ein ausführliches Treffen.

Am besten kommt man mit Fastenzeiten zurecht, wenn man seiner Umgebung erklärt, womit sie einem helfen kann. Also ruhig offen sagen, wie sehr man sich über ein Lob fürs Durchhalten und ein Kompliment freut. Gute Freunde haben sicher auch Verständnis für den Wunsch, dass Süßigkeiten und andere Snacks aus dem Sichtfeld geschafft werden, wenn man zu Besuch kommt, und dass süße Mitbringsel gerade jetzt nicht so beliebt sind. Nach einer Weile verlockt einen der Anblick meist nicht mehr.

Das Allerwichtigste zuletzt: Es lohnt sich, die Menschen im Umfeld zu bitten, auf Kommentare in puncto Essgewohnheiten zu verzichten. Was und wie viel man wann und warum isst, geht niemanden etwas an.

HUNGER – EIN ALTES GEFÜHL NEU ENTDECKEN

Magenknurren an den ersten Fastentagen? Klar, das kommt vor, ist aber nichts Schlimmes. Eigentlich will uns der Körper nur daran erinnern, dass gerade Zeit zum Essen ist.

TICK-TACK, TICK-TACK

Unsere inneren Uhren lernen. Beim Kurzzeit-Fasten verschwinden lästige Anfälle von Heißhunger schon nach zwei, drei Wochen. Dann bedient sich der Körper ohne Murren aus den Fettpolstern und wandelt sie aktiv in Energie um. Echter Hunger meldet sich meist nur noch zur gewählten Essenszeit.

Hunger hat einen schlechten Ruf! Ganz zu unrecht. Ohne ihn wüssten wir nicht, was der Körper braucht.

VERWECHSLUNGSGEFAHR

Wie fühlt sich echter Hunger an? Oft ist es ein leeres Gefühl in der Magengegend. Oder man wird etwas zittrig und unruhig. Mancher fühlt auch mehr Bewegungsdrang als sonst. Andere glauben, dass Kopfschmerzen ein Zeichen von Hunger sein könnten. Doch das ist meist eher ein Hinweis darauf, dass der Körper Flüssigkeit benötigt. Dann heißt es trinken, nicht essen.

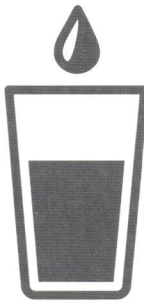

RICHTIG HUNGRIG, WOHLIG SATT?

Hungrig? Wirklich? Die meisten von uns haben sich angewöhnt, vorbeugend zu essen und den Magen mit kleinen Portionen halb gefüllt zu halten. Aber zwischen der kitzeligen Lust zu essen und echtem Hunger liegen Welten. Das kennen wir alle: Ein leckeres Eis geht immer noch rein, eine Portion Gemüsesuppe eigentlich nur, wenn der Bauch leer ist.

WAS HILFT GEGEN HUNGER?

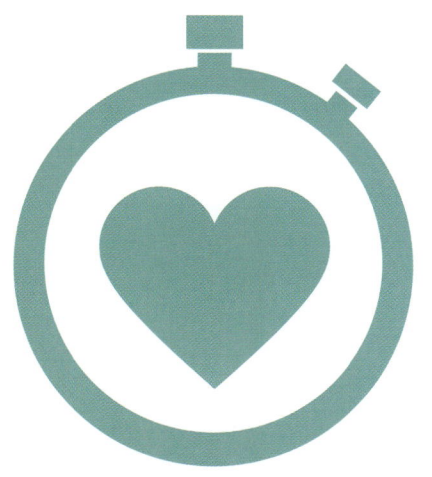

GUT ESSEN

Wer viel Vollkorn, Hülsenfrüchte, Gemüse und Nusskerne einplant, hält den Hunger während der Fastenphasen besser in Schach als ausgemachte Fans von Baguette, Pasta und Süßigkeiten.

FÜR ABLENKUNG SORGEN

Der innere Ruf zum Essen erklingt nur gedämpft, wenn wir gerade total beschäftigt sind. Auch das leise Rumoren im Bauch lässt sich dann leicht überhören.

LOCKER BLEIBEN

Wer den spontanen Impuls zu essen überwinden möchte, sagt beim nächsten Hungersignal zu sich selbst: „Ja, ich bin hungrig. Kein Problem. Ich warte einfach bis zur nächsten Mahlzeit, dann esse ich mich wieder satt."

GEDULD ÜBEN

Wenn man das lästige Signal nicht beachtet und innerlich einfach wegklickt, bis es nach einiger Zeit wiederkehrt, lernt man Hunger wahrzunehmen, ohne ihm gleich nachgeben zu müssen.

MORGEN WIEDER

Ihr Lieblingseis, ein hübscher Keks, ein toller Käse, eine Portion Spaghetti bedrängen sie hartnäckig in Ihren Vorstellungen, machen unerwünschten Appetit? Verabschieden Sie sich persönlich von ihnen: heute nicht, morgen wieder!

GUT GEGEN HUNGER: EIER

Im Vergleich zu anderen Eiweißquellen dämpfen Eier den Hunger am besten. Das liegt wahrscheinlich am Gehalt wichtiger Eiweißbausteine und einer vitaminähnlichen Substanz namens Cholin. Die reguliert außerdem den Fettstoffwechsel und die Leberfunktion. Also ruhig öfter ein Ei genießen.

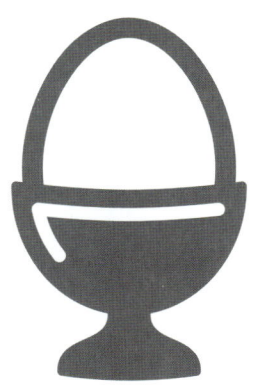

SCHWEISSNASS UND GLÜCKLICH WIE EIN KIND

Sport würde bei mir ja doch nicht funktionieren, denkt man vielleicht, keine Zeit und so. Doch die Wahrheit ist: Oft haben wir nicht genug Energie, uns auf die Socken zu machen. Keine Lust auf Schweiß und Muskelkater? Das kann sich ändern.

„Mensch, geh doch mit", sagen die Freunde. Einer erzählt vom Training auf dem neuen Rennrad, der andere schwimmt gern, der nächste geht Wandern. Aber die meisten von uns sind, ganz ehrlich, faul wie die Sünde. Schlimmer noch: Job und Karriere verdammen unseren Körper auf Bürostühlen zur vollkommenen Passivität. Irgendwann kommt dann das Bäuchlein, und auf der Waage zeigt die frisch ermittelte Kilozahl, dass mehr an einem dran ist, als einem lieb ist. Keine Ahnung, was man gegen die schlappen Massen tun soll.

ZUM GLÜCK HILFT BEWEGUNG, DIE ESSMENGE AUF NATÜRLICHE WEISE ZU BEGRENZEN.

Täglich 50 Kilometer auf dem Rennrad fahren oder Gewichte stemmen, bis die Adern vortreten? Das ist nur für wenige die Art Leben, das sie sich wünschen. Das Internet liefert auf Eingaben wie etwa „Bauch weg" innerhalb von 0,5 Sekunden über eine Million Einträge. Ein echtes Trendthema, leider ein langweiliges, denn entweder geht es um Fettabsaugen, Produktwerbung oder Bauchmuskelübungen. Das bringt einen kaum weiter. Dann doch lieber Sport. Vielleicht aufs Laufband? Keine gute Idee: Wie ein Hamster rennen und dabei gegen die Wand gucken finden die meisten eher freudlos und ist im Rahmen der Uhr-Diät auch nicht angesagt. Denn hier heißt die Devise: raus ans Tageslicht!
Abnehmen ohne Bewegung funktioniert nicht. Wer sich lebendig und beschwingt fühlen möchte, kommt um die regelmäßige Herausforderung seiner

Muskeln nicht herum. Die Muskulatur ist der Ofen, in dem die meisten Kalorien verbrannt werden. Wer trainiert, heizt diesen Ofen an, der dann sogar nachts im Schlaf Kalorien verbrennt. Gute Argumente, nicht wahr?

RUNTER VOM SOFA

Haben unsere Muskelzellen lange geschlafen, wollen sie nicht gleich Großtaten vollbringen. Doch jedes bisschen Training verbessert die Versorgung der Zellen mit Energie. Dann lernen Muskeln innerhalb von wenigen Wochen wieder, Fett aus den Vorräten des Körpers zu holen und es zu verbrennen. Dafür bilden sie zusätzliche kleine Kraftwerke (Mitochondrien) im Inneren der Zellen. Eine ausdauertrainierte Muskelzelle bedient sich zu 70 bis 90 Prozent aus den Fettreserven. Kein Wunder, dass Läufer, Radler und Ruderer so schlank sind!

Der stille Sitzer unserer Tage hat sich oft jedoch vom eigenen Körper so weit entfernt, dass er ihn nicht mehr spürt! Ihn stört auch ein überfüllter Bauch nicht. Er empfindet ihn erst als unbequem, wenn er versucht, ein paar Treppen raufzusteigen oder bergauf zu radeln. Dann ist Sport eine große Chance,

Jeder Gang macht schlank

WAS HAB ICH DENN DAVON?

Im Rahmen der Uhr-Diät bringen schon kleine Bewegungseinheiten große Vorteile. Zum Beispiel täglich 20 bis 30 Minuten strammes Gehen im Freien. Das

- erhält und vermehrt die Muskulatur.
- verleiht ein Gefühl von Wohlbefinden und Lebendigkeit.
- hilft, mehr Kalorien zu verbrennen.
- stärkt das Selbstvertrauen.
- lässt Fettpolster schneller schrumpfen.
- strafft Arme, Beine und Bauch.
- verbessert die Körperhaltung.
- stärkt Sehnen und Bänder.
- stabilisiert Knochen und Gelenke
- senkt die Gefahr von Verletzungen.
- steigert die Beweglichkeit.
- verbessert den Gleichgewichtssinn.
- reduziert das Risiko, an einem Herzinfarkt zu sterben, um 25 Prozent.

wieder eine innere Balance zu entwickeln – und damit auch weniger zu essen. Bewegung hilft also, die Mengen auf natürliche Weise zu begrenzen.

MUSKELN IM RUHESTAND

Manches Pfund verschwindet spurlos, sobald sich jemand aufmacht, eine Sportart sucht, die ihm wirklich Spaß macht, und dann seine Muskeln regelmäßig spielen lässt. Die Anhänger dauerhafter Bequemlichkeit glauben zwar fest, es sei eine Qual, sich zu trimmen. Doch sie irren. Das Leben wird schöner und intensiver, wenn der Körper mal wieder so richtig ins Schwitzen gerät. Wirklich!

Fatal wirken hingegen Glaubenssätze wie „Herumspringen bringt doch nichts" oder „Bewegung ist für mich nicht gut". Solche Überzeugungen blockieren, man steht sich selbst im Weg. Das Dumme daran: Bei vielen Menschen geraten sie zur Prophezeiung, die sich selbst erfüllt. Wer von

Geht doch!

EINSTEIGERPLAN

Je nach Fitnessgrad gehen oder laufen und die Leistung langsam steigern.

Walken oder Joggen	tägliche Dauer	Intensität
1. Woche	3 mal 2 Minuten	Mäßiges Tempo. In den Pausen langsam gehen
2. und 3. Woche	2 mal 3 Minuten	Mäßiges und schnelles Tempo abwechselnd
4. Woche	2 mal 6 Minuten	Schnelles Tempo
5. Woche	2 mal 7 Minuten	Schnelles Tempo
6. Woche	2 mal 8 Minuten	Schnelles Tempo
7. Woche	2 mal 9 Minuten	Schnelles Tempo
8. Woche	1 mal 15 Minuten	Mäßiges und schnelles Tempo ohne Pause wechseln
9. Woche	1 mal 15 Minuten	Schnelles Tempo ohne Pause
Ab 10. Woche	Jeden Tag eine Minute mehr, bis 30 Minuten	Schnelles Tempo ohne Pause

sich sagt: „Ich bin zu unbeweglich, um Sport zu treiben", wird natürlich nicht losziehen, um zu demonstrieren, dass er seine Fähigkeiten in kurzer Zeit enorm verbessern kann.

DER SUPERSANFTE EINSTIEG: GEHEN ODER WALKEN

Noch nie Sport getrieben und keine Lust auf Kraftakte? Dann beginnt die Sportkarriere am besten mit Walking. Diese zügige Art zu gehen lässt sich überall und zu jeder Zeit umsetzen. Man braucht keinen Club, keine teure Ausrüstung, keinen besonderen Ort. Wichtig sind nur gute Schuhe. Wer seinen Fitnessgrad langsam aufbauen möchte, beginnt in mäßigem Tempo. Nur so schnell walken, dass es gerade noch möglich ist, zwischendurch zu sprechen, ohne stark kurzatmig zu werden.

Der sanfte Einstieg bewirkt Erstaunliches: Schon nach zwei, drei Tagen schwindet die Ängstlichkeit, mit jedem weiteren Tag fühlt man sich stärker und wohler. Der Stolz auf die eigene Leistung beflügelt und richtet einen auf. Wer dabeibleibt, stellt die Weichen für immer. Denn nach einiger Zeit signalisiert der Körper von sich aus den Wunsch nach Bewegung, falls sie einmal ausbleibt. Geschafft! Dann ist Sport ein Teil des Lebensstils geworden, auf den man nicht mehr verzichten will!

JEDER SCHRITT ZÄHLT

Ein Pedometer (Schrittzähler) motiviert Einsteiger. Das kleine elektronische Gerät wird am Gürtel oder am Hosenbund befestigt. Anfangs die Zahl der Schritte steigern, bis 5000 pro Tag erreicht sind. Anschließend schneller gehen oder abwechselnd laufen und gehen. Wenn man täglich 30 Minuten geht, kann man inklusive der Alltagsbewegung 7000 bis 10 000 Schritte erreichen. Dann ist man schon richtig fit.

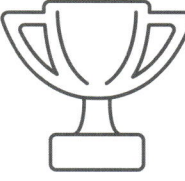

Jede Treppe steigen und alle Einkäufe in den 3. Stock schleppen? Das zählt!

AKTIVE ZEITEN SAMMELN

Wer seine Muskeln dazu bringen will, mehr Fett zu verbrennen, kann auch auf die Tätigkeiten des täglichen Lebens zählen. Der US-Stoffwechselexperte James Levine hält alle Aktivitäten, die der Alltag mit sich bringt, für mindestens so wichtig wie ein strukturiertes Training. Zu Fuß zur Arbeit gehen, mit dem Hund spielen, per Fahrrad Besorgungen machen, Getränkekisten schleppen, Papierstapel wegbringen, den Garten umgraben – all dies kann mehr zum Kalorienverbrauch beitragen als manches Training. Es lohnt also, jeden Tag Aktivitäten zu sammeln.

STARTHILFE HOLEN

Viele würden ja gern, wissen aber nicht wie und brauchen Beistand. Falls Geld auf dem Weg zur besseren Figur nicht die allergrößte Hürde darstellt, engagiert man sich einen persönlichen Trainer, der hilft, ein ganz individuelles Programm zu entwickeln und durchzuhalten. Vorteil: Man kann Zeiten und Orte so wählen, wie es in den Terminkalender passt - und es ist jemand da, der der Motivation auf die Sprünge hilft.

GEDANKENEXPEDITION

Je lebhafter die Vorstellung vom Gang durch den Körper gelingt, desto besser.

Gut, wir haben also keine Lust, uns zu bewegen. Akzeptiert! Beginnen wir den Weg in die Veränderung also mit Nichtstun. Nur die Gedanken wandern auf neuen Wegen. Starten wir morgens im Bett. Richten wir unsere ungeteilte Aufmerksamkeit auf Arme und Beine. Zuerst die Zehen vom rechten Fuß. Konzentrieren wir uns nacheinander auf jeden einzelnen, verweilen wir einen Moment darauf, wie er sich anfühlt. Stellen wir uns vor, ein warmer kräftiger Gedanke streicht den Fuß hinauf bis zum Knöchel, spaziert über den Fußrücken hinauf bis zum Schienbein und zum Knie. Richten wir die Aufmerksamkeit weiter auf das rechte Bein hinauf zur Hüfte, zur Hand des rechten Arms, über alle Finger zum Handgelenk und Ellenbogen hoch zur Schulter. Dann wechselt die Aufmerksamkeit hinüber zur linken Schulter, den Arm hinunter über die linke Hüfte und zum linken Fuß. Wir benötigen nur fünf Minuten für diesen gedanklichen Spaziergang über unseren Körper. Genießen wir ihn in den nächsten vier Wochen jeden Tag. Nicht vergessen! Und wenn wir tagsüber Zeit haben, wiederholen wir die Promenade. Nach vier Wochen überlegen wir dann bitte noch mal erneut, ob wir nicht doch aktiv werden wollen.

WIEDER KIND SEIN

Klassische Fitnessangebote sind öde? Dann stellen wir uns vor, wir wären wieder vier oder sechs Jahre jung. Was würden wir gern tun? Im Sand buddeln? Einen Drachen fliegen lassen und hinterherrennen? Über Wiesen krabbeln, Schnecken und Käfer beobachten? Auf einem Bein über Kreidekästchen auf dem Boden springen, ohne auf die Striche zu treten? Alles draußen in Sonne und Wind? Was hat uns damals den größten Spaß gemacht? Knüpfen wir dort wieder an. Buddeln wir im Sand als Freizeitarchäologe oder Hobbygärtner. Kaufen wir uns einen Drachen! Hüpfen wir auf dem Trampolin, lernen wir Trommeln oder Tanzen. Wie auch immer wir uns dabei bewegen, es wird uns mit der einfachen fundamentalen Freude erfüllen, einen lebendigen Körper zu besitzen!

ZU KRANK FÜR SPORT?

Was tun, wenn man gern trainieren möchte, sich aber kraft- und antriebslos fühlt? Zur Vorsicht zum Arzt gehen! Vielleicht stimmt die Eisen- oder Jodversorgung nicht. Oft ist es auch sinnvoll, Blutzucker-, Herz- und Schilddrüsenwerte zu überprüfen. Falls der Arzt Anzeichen für eine Infektion bemerkt, wird er nach krank machenden Bakterien, Viren oder Pilzen suchen und sagen, wann man wieder aktiv werden kann.

WENIGER KRAFT DURCH MEDIKAMENTE?

Manche Menschen kommen nicht auf Touren, weil Arzneimittel sie müde machen. Also lohnt es sich für alle, die regelmäßig Tabletten einnehmen müssen, den behandelnden Arzt nach derartigen Nebenwirkungen zu fragen und eventuell das Präparat zu wechseln.

TUT SICH NICHTS AUF DER WAAGE?

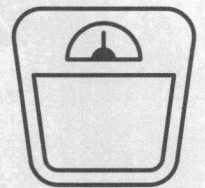

Hat vielleicht alles keinen Sinn bei mir, denkt mancher, wenn die Waage nach ein, zwei Wochen Uhr-Diät kein Kilo weniger zeigt. Nur nicht vorschnell entmutigen lassen – der Stillstand kann viele Gründe haben. Beispielsweise kann ein Medikament oder eine Erkrankung den Stoffwechsel verändern und die Pfunde halten. Dann hilft der Weg zum Arzt. Aber manchmal täuscht uns auch die Kilozahl. Dann rührt sich der Zeiger der Waage nicht, obwohl die Fettpolster im Inneren des Körpers schon deutlich geschrumpft sind. Dazu kommt es, wenn man durch Kurzzeit-Fasten plus Bewegungstraining zusätzliche Muskeln aufgebaut hat. Weil Muskeln schwerer sind als Fett, kann das Gewicht bei intensivem Krafttraining sogar vorübergehend leicht ansteigen.

Wer sich diese frustrierende Erfahrung ersparen möchte, kauft sich einfach ein Maßband. Das zeigt den Erfolg für die Figur schneller als die Waage. Also einfach das Bandmaß zücken und erst einmal den Hüftumfang an der stärksten Stelle im Bereich des Pos messen, dann den Umfang des Oberschenkels direkt unter der Po-Falte. Für den Taillenumfang das Band an der schmalsten Stelle rund um die Körpermitte anlegen.

NÜSSE – DIE LECKEREN SATTMACHER

Ob vegetarisch, vegan, Paleo oder Clean-Eating, ob Low Carb, laktose- oder zuckerfrei: Nüsse und Samenkerne passen zu jedem Ernährungsstil.

Schon im 17. Jahrhundert knabberten Studenten Mandeln und Rosinen als Brainfood.

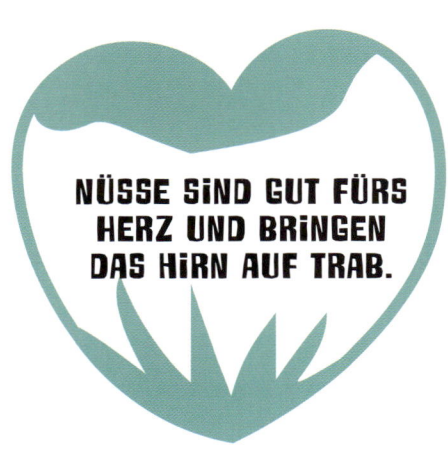

NÜSSE SIND GUT FÜRS HERZ UND BRINGEN DAS HIRN AUF TRAB.

LEICHTER ALS GEDACHT

Die feste Struktur von Nüssen und Mandeln verhindert anscheinend, dass der Körper das enthaltene Fett vollständig verdaut. Er nimmt also wohl weniger Kalorien auf, als in den Nährwerttabellen verzeichnet ist.

KEINE DICKMACHER

Nüsse galten lange als Dickmacher. Aktuelle Forschungen zeigen: Nüsse steigern das Körpergewicht nicht, eventuell helfen sie sogar, es zu senken. Wahrscheinlich weil ihr Sättigungseffekt so hoch ist.

Den Grund für den Gesundheitsnutzen sehen Wissenschaftler im Gehalt an ungesättigten Fettsäuren und der noch nicht ganz erforschten Vielfalt an bioaktiven Stoffen. Sie verbessern die Blutzuckerregulation und die Verwertung von Insulin. Sogar die strenge amerikanische Gesundheitsbehörde FDA sagt deshalb: Regelmäßiger Genuss von Nüssen verringert das Risiko für Herzerkrankungen.

ESST MEHR NÜSSE

Weniger Fleischwaren, weniger fette Milchprodukte, weniger Süßes. Solche gut gemeinten Ernährungsratschläge erzeugen natürlich die genervte Frage: Aber was kann ich denn noch essen? Eine kluge Antwort: mehr Nüsse.

FETT, ABER GUT

Nüsse sind fettreich. Für alle Kalorienzähler: 100 Gramm Haselnüsse liefern 650 Kalorien, Macadamianüsse kommen sogar auf 700 Kalorien. Zum Vergleich: Salami enthält etwa 350 Kalorien, durchwachsener Speck 600 Kalorien. Zugreifen bei Nüssen lohnt sich vor allem, wenn man fettreiche tierische Lebensmittel durch sie ersetzt.

PEKANNÜSSE

Ihr Baum gehört zu den Walnussgewächsen, deshalb Vorsicht bei Walnussallergie.

HASELNÜSSE

Diese Nusssorte enthält fast doppelt so viel Kalzium wie Milch. Und die gilt ja schon als besonders kalziumreich.

MANDELN

Süße Mandeln liefern knapp 20 Prozent Eiweiß, etwa so viel wie Mozzarellakäse.

PARANÜSSE

Für Hasel- und Walnussallergiker sind sie meist gut verträglich. In Rezepten lassen sie sich auch gegen frische Kokosnuss austauschen.

SONNENBLUMENKERNE

Ein einziger Blütenkelch liefert fast 1500 ovale Nüsschen. Diese enthalten knapp 30 Prozent hochwertiges Protein und eine dicke Portion nervenstärkendes Lecithin.

KÜRBISKERNE

Die grünen Samen enthalten bioaktive Pflanzenstoffe, die günstig auf Fettstoffwechsel und Hormonhaushalt wirken.

KURZ UND KÜHL

Achtung: Wenn Nüsse bitter schmecken, sind sie ranzig. Deshalb nur kleine Mengen kaufen, kühl aufbewahren und schnell verbrauchen. Oder in die Gefriertruhe legen. Dort halten sie sich Monate und länger.

PRAKTISCH IN DER KÜCHE: NUSSMUS

Die cremigen Naturkost-Pasten sind vielseitig. Sie schmecken als Brotaufstrich, sind eine gute Basis für Salatdressings, Saucen und Dips. Außerdem runden sie herzhafte Gemüse- und Getreidegerichte ab und würzen gleichzeitig.

Erdnüsse sind eigentlich Hülsenfrüchte.

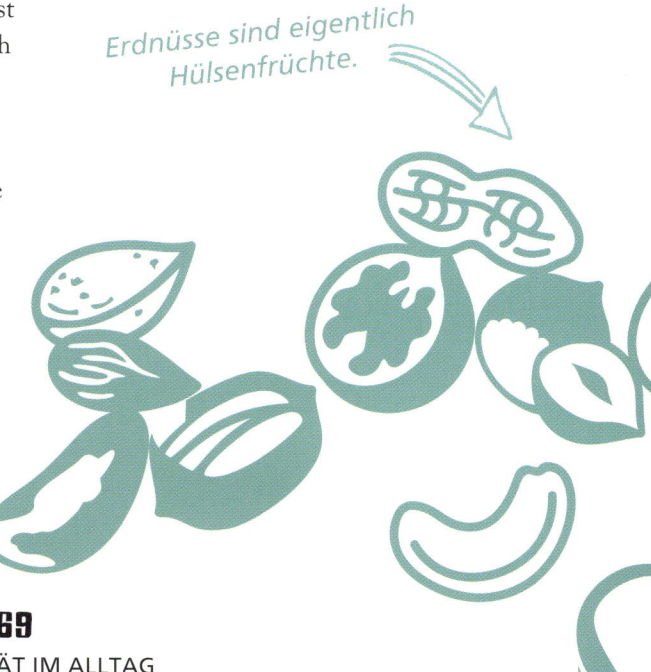

WASSERTRINKEN MACHT FIT

Schon immer wurde empfohlen, beim Abnehmen ausreichend zu trinken. Auch die Uhr-Diät rät zum regelmäßigen kühlen Schluck: Wasser ist kalorienfrei, füllt den Magen und mildert Hungergefühle beim Fasten.

Unser Körper verliert stetig Wasser, über die Haut – vor allem beim Schwitzen –, über Nieren und Darm und sogar beim Atmen. Dieser Schwund muss ausgeglichen werden, denn ohne Wasser läuft nichts im Körper, wie es soll. Es wird für alle lebensnotwendigen Vorgänge benötigt, ist Lösungsmittel, Transport- und Kühlmittel. Wasser vermittelt unendlich viele Stoffwechselvorgänge, ohne würden unsere Zellen zusammenklappen, weil die Flüssigkeit für den richtigen Innendruck sorgt. Bei Flüssigkeitsmangel wird das Blut dickflüssiger. Dann hat das Herz mehr Mühe, es durch den Körper zu pumpen, der Kopf wird weniger gut durchblutet und die Sauerstoffversorgung gerät ins Stocken. Die Folgen: Erschöpfung, Konzentrationsschwäche, Kopfweh oder Kreislaufprobleme. Wer solche Beschwerden bei sich beobachtet, greift besser gleich zum Glas.

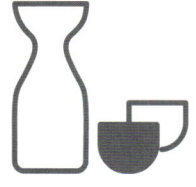

Wasserflasche ade! Der frischere Schluck läuft aus dem Hahn!

LEITUNGSWASSER IST GUT – UND PREISWERT

Kein anderes Lebensmittel wird in unserem Land so perfekt kontrolliert wie Leitungswasser. Das Ergebnis: Was aus der Leitung kommt, ist in der Regel sauberer als so manche gekauften Getränke. Denn der Gesetzgeber hat die Anforderungen für Leitungswasser strenger gefasst als für abgefüllte Mineral- und Tafelwässer. Zudem machen Durstige mit Wasser aus dem Hahn ein Superschnäppchen: Wir geben pro Tag nur wenige Cent für Leitungswasser aus. Eine einzige Flasche Mineralwasser kostet aber ein Vielfaches davon. Die Hersteller werben gern mit den Mineralien darin. Doch selbst bei weniger als 50 Milligramm Mineralstoffe pro Liter darf sich ein Wasser noch Mineralwasser nennen. Solche und viel höhere Mengen sind auch im Leitungswasser – je nachdem, aus welcher Region es stammt.

Auf leeren Magen getrunken, gerät einfaches Wasser sogar zum Schlankheitsmittel. Ein halber Liter Flüssigkeit, morgens als Erstes auf nüchternen Magen getrunken, macht wach, stabilisiert den Blutdruck und steigert den Energiebedarf des Körpers um bis zu 50 Kalorien. Dass Trinken den Kalorienverbrauch steigert, gilt übrigens nur für kalorienfreie Getränke wie Leitungswasser, Tee oder (dünnen) Kaffee.

WER FASTET, BRAUCHT ETWAS MEHR

Auch für kurze Fastenphasen, wie sie in der Uhr-Diät empfohlen werden, ist ausreichendes Trinken wichtig. Die meisten von uns benötigen täglich 1½ bis 2 Liter Flüssigkeit, um sich fit zu fühlen! Rund 20 Prozent des Trinkbedarfs nehmen wir sonst mit dem Essen auf. Doch die Flüssigkeit, die im Essen steckt, also in Suppen, Früchten und Gemüsen, entfällt ja beim Fasten. Bei der Uhr-Diät braucht der Stoffwechsel außerdem noch Wasser, um aus den Glykogenvorräten der Leber Energie zu gewinnen. Also ein bisschen mehr trinken als sonst – ein, zwei große Gläser Wasser zusätzlich reichen meist schon. Nur wenn man viel schwitzt, steigt der Bedarf kräftig. Ziehen sich anstrengende körperliche Aktivitäten länger als eine Stunde hin, ist alle 20 Minuten eine kleine Trinkpause angesagt. Studien zeigen, dass kühle, aber nicht eiskalte Getränke vom Körper am schnellsten aufgenommen werden. Für Gesunde heißt die beste Regel: trinken, wenn einem danach ist – und den Signalen des Körpers vertrauen. Auf Vorrat trinken, muss nicht sein. Denn den aktuellen Flüssigkeitsbedarf regelt der Durst, man stillt ihn am besten sofort mit frischem Leitungswasser.

DER FARBTEST

Woher weiß man, ob man häufig genug zum Glas gegriffen hat? Ein untrügliches Zeichen liefert der Urin. Normalerweise schwankt die Farbe zwischen hellgelb und bernsteinfarben. Sieht er eher dunkel aus, hat der Körper wenig Flüssigkeit auszuscheiden, weil man zu knapp getrunken hat. Auch morgens nach einer langen nächtlichen Fastenphase nimmt der Urin oft einen etwas dunkleren Ton an. Dann einfach ein Glas Wasser trinken. Der Harn wird umso heller, je mehr Wasser der Körper über die Nieren abgibt.

TEE IN ALLEN SORTEN

Die einfachen Aufgüsse aus Wasser und getrockneten Pflanzenteilen steigen seit Jahren in der Gunst der Verbraucher. Immer neue Kombinationen füllen die Supermärkte. Doch die Klassiker liegen weit vorn.

Schwarzer Tee mit seinen grünen und weißen Varianten gehört zu den beliebtesten Genussmitteln der Welt und liefert nützliche Inhaltsstoffe. Vor allem grüner Tee, also unfermentierter Schwarztee, enthält einen ganzen Cocktail von zellschützenden Wirkstoffen wie Flavonoiden, Cumarinen und Phenolsäuren. Mit seiner anregenden und gleichzeitig beruhigenden Wirkung hilft er im Rahmen der Uhr-Diät sogar direkt beim Abnehmen. Wer seinen runden Bauch gern loswerden möchte, macht also keinen Fehler, wenn er sich öfter mal ein Tässchen aufbrüht.

TEE ALS APPETITHEMMER

Studien aus aller Welt zeigen, dass ein Aufguss der Teepflanze Camellia sinensis auf Dauer zwei Vorzüge mit sich bringt: Zum einen hemmt die aromatische Flüssigkeit den Appetit beim Kurzzeit-Fasten. Zum anderen verursacht sie eine kleine, aber deutliche Zunahme des Energieumsatzes, nämlich um etwa 4 Prozent. Das mag gering erscheinen, aber was sich Tag für Tag wiederholt, summiert sich am Ende. Unter dem Einfluss des Tees schrumpft übrigens das Bauchfett zuerst. 3 bis 4 Prozent Tein, so heißt das Koffein beim Tee, machen den Tee anregend. Tee besitzt viel zahnfreundliches Fluor, das Spurenelement Mangan soll helfen, den Blutzuckerspiegel zu regulieren. Es lohnt übrigens, für feine Tees etwas tiefer in die Tasche zu greifen. Denn hochwertige Teesorten wachsen in Höhenlagen, in denen es weniger Schädlinge gibt und wo deshalb auch weniger gespritzt wird. Importe aus China werden häufiger beanstandet als Tees anderer Herkunftsländer. Bioprodukte schneiden meist besser ab als konventionelle Produkte. Doch der beste Schutz vor Rückständen: Öfter mal die Teesorte wechseln, so lässt sich eine einseitige Schadstoffbelastung gut vermeiden.

KRÄUTER ZUM TRINKEN

Die Welt der Teekräuter ist riesig und bunt – viele spannende Zutaten lassen sich beim Teekochen kombinieren. Würzkräuter wie Rosmarin, Basilikum, Salbei, Oregano, Thymian und Minze prägen nicht nur die Küchen der mediterranen Region, sie schmecken auch frisch mit kochendem Wasser übergossen als Tee wunderbar. Wer frische Pflanzen verwendet, sollte im Vergleich zu getrockneten Kräutern etwa die vierfache Menge nehmen. Kräutertees mit Salbei, Rosmarin und Zitronenmelisse liefern nicht nur Flüssigkeit, sondern unterstützen außerdem die Gehirnleistung durch ätherische Öle. Viele Kräuter enthalten zusätzlich entzündungshemmende Substanzen. Weil sie oft auch mild harntreibend wirken, helfen sie in mehrfacher Hinsicht, Blutgefäße und Blutdruck gesund zu halten.

ABWECHSLUNG IST TRUMPF

Auch traditionelle Heilkräutertees sind nach wie vor beliebt: Kamillenblüten lindern Unwohlsein im Magen- und Darmbereich. Wermutkraut und Schafgarbe helfen, Gehaltvolles zu verdauen. Thymian, Süßholz und Lindenblüten vertreiben Erkältungen. Minze erfrischt, Löwenzahn und Schöllkraut stärken die Leber. Baldrian, Fenchel und Melisse beruhigen. In einem gleichen sich alle: Kräutertees löschen den Durst, liefern wichtige bioaktive Substanzen, aber keine Kalorien. Viele Tees enthalten sogar beachtliche Mengen an Vitaminen, Mineralstoffen und Spurenelementen.

Gesunde Pflanzenstoffe sind auch in den preiswerten Mischungen der sogenannten Haustees enthalten. Inzwischen gibt es davon viele unterschiedliche Sorten zu kaufen. Meist enthalten sie Himbeer-, Brombeer- oder Erdbeerblätter, Stückchen von getrockneten Früchten oder Hagebuttenschalen. Preiswerte Kräuter wie Rooibos, Brombeer- und Melissenblätter entfalten übrigens wahrscheinlich ähnlich günstige Wirkungen wie etwa grüner oder schwarzer Tee. Es ist vor allem die Vielfalt der natürlichen Pflanzenstoffe, die für einen gesunden Stoffwechsel sorgt (siehe ab Seite 28). Wer also in Fastenphasen täglich Kräutertee trinkt, wechselt besser öfter mal die Sorte, selbst wenn die Lieblingsmischung noch so gut schmeckt. Trinkt man immer nur denselben Tee, können unerwünschte Wirkungen auftreten. Anspruchsvolle Teetrinker kaufen im Reformhaus oder in der Apotheke ein. Dort angebotene Tees sind als Arzneimittel zugelassen. Damit gelten für sie hohe Qualitätsanforderungen und es ist zum Beispiel festgelegt, welche Mengen der jeweiligen Wirkstoffe darin enthalten sein müssen. Beim Discounter und in anderen Supermärkten werden meist Tees verkauft, die nur als Lebensmittel zugelassen sind. Sie dürfen mehr Stängel oder andere wertlose Pflanzenteile enthalten und haben oft weniger wirksame Bestandteile.

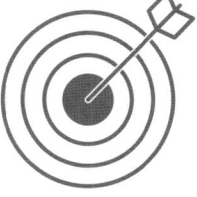

Als preiswerte Durstlöscher gehen auch billige Kräutertees vom Discounter.

TEATIME
IST IMMER!

Ein bisschen exotisch, sehr wohlschmeckend und enorm dekorativ sind Teeaufgüsse mit getrockneten Blüten und Beeren. Für unseren Verwöhn-Fastentee lohnt ein kleiner Spaziergang durch einen Asialaden.

TEE-CHRYSAN-THEMEN

In China trinkt man den Tee aus den Blütenköpfen der Herbstchrysanthemen auch gern pur, weil er das Altern verzögern soll – und natürlich weil er lecker und aromatisch schmeckt. Für den eigenen Garten kann man junge Tee-Chrysan-themen-Pflanzen übrigens sogar bei einem deutschen Kräuterspezialisten im Internet kaufen.

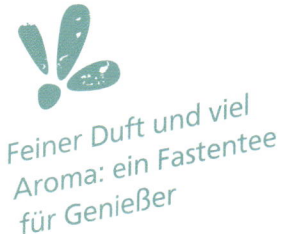

Feiner Duft und viel Aroma: ein Fastentee für Genießer

JASMINBLÜTEN

Ihr Aroma und Duft sind verlockend und unverwechselbar, der Geschmack süß oder leicht bitter. Häufig werden die getrockneten gelblich-weißen Blüten in Verbindung mit grünem Tee (Sencha) oder weißem Tee angeboten. Wer Jasmintee pur probieren möchte, gibt eine Prise der Blüten, also die Menge, die zwischen Daumen, Zeige- und Mittelfinger passt, in ein Glas, übergießt sie mit heißem Wasser und wartet etwa 5 Minuten, bis sich das Aroma entfaltet hat. Je nach Intensität und Qualität der Blüten, kann man die Menge auf bis zu einen Teelöffel steigern.

GOJIBEEREN

Chinesen nutzen die kleinen rosaroten Beeren seit über 2000 Jahren als Lebens- und Heilmittel. Die beste Qualität stammt aus Tibet. Gojibeeren sind reich an bioaktiven Pflanzenstoffen mit zellschützenden Wirkungen. Chinesische Ärzte empfehlen 5 Gramm der getrockneten Beeren pro Tag, um einen positiven Effekt zu erzielen. Allerdings können Gojibeeren mit Medikamenten (z.B. Gerinnungshemmern) in Wechselwirkung treten. Wer Arzneimittel einnimmt, fragt also besser einen Arzt oder Apotheker.

DUFTENDER VERWÖHN-FASTENTEE

Wasser zum Kochen bringen.
Pro Portion ½ TL getrocknete Gojibeeren
und einige **getrocknete Tee-Chrysanthemen-Blüten**
(Ju Hua; aus dem Asialaden) in ein großes Glas geben und
1 winzige Prise Salz hinzufügen.

•

Mit heißem Wasser aufgießen.
Den Tee 2 bis 3 Minuten ziehen lassen und genießen.

•

Ist der Tee ausgetrunken, Beeren und Blüten erneut mit heißem Wasser übergießen. Das kann bis zu fünfmal geschehen.
Der zweite und dritte Aufguss schmecken meist am besten.

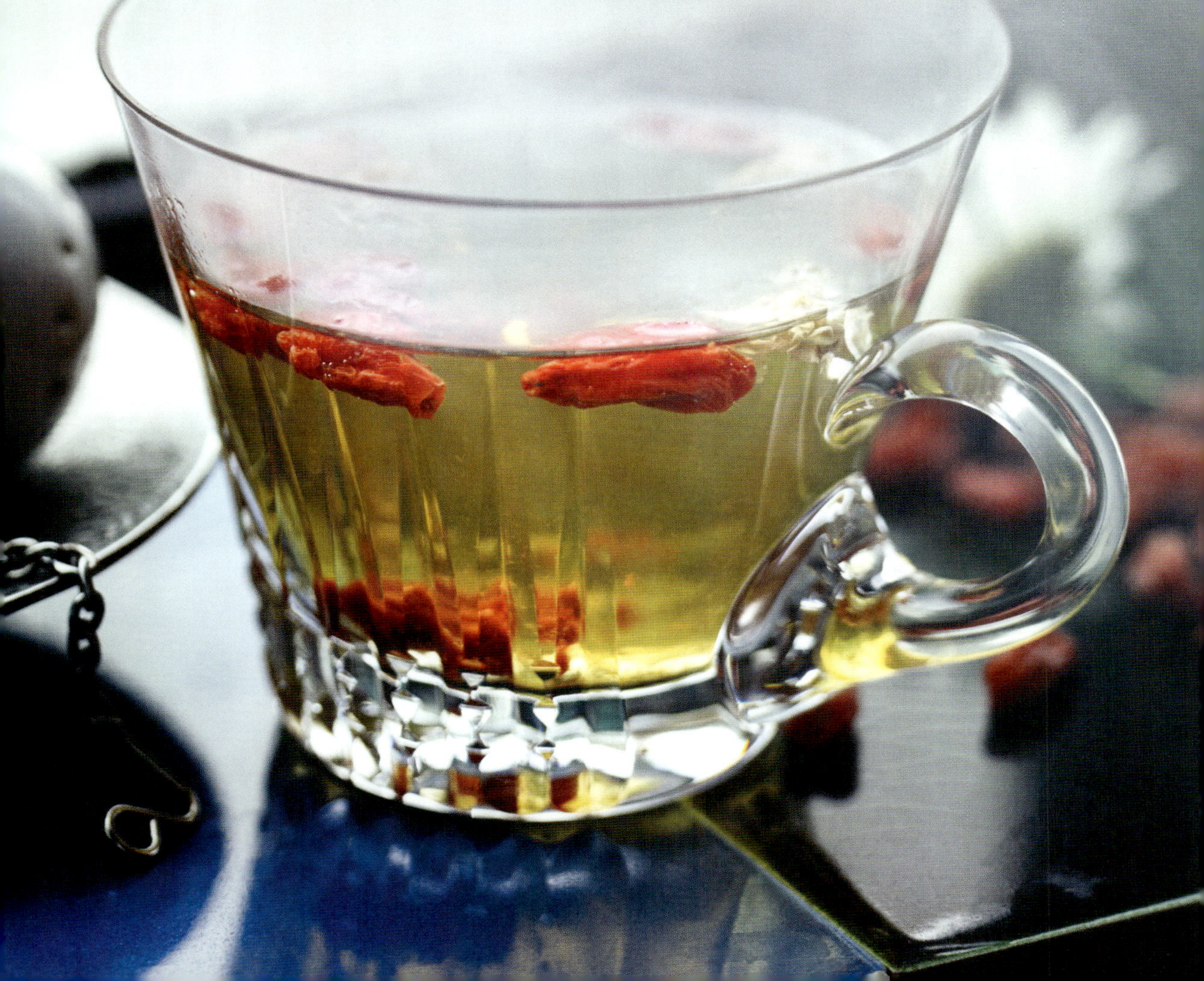

JEDER SCHLUCK MACHT DICK

Als Wellness-, Fitness- und Energy-Drinks haben sich Cola und Limonade ein gesundes Image zugelegt. Doch schon täglich ein, zwei Gläser der zuckersüßen Drinks reichen aus, um uns krank zu machen.

Der Mensch ist für das Trinken von purem Wasser geschaffen und biologisch nicht darauf vorbereitet, die zusätzliche Kalorienzufuhr aus Getränken dadurch auszugleichen, dass er weniger isst. Flüssigkeiten fließen deshalb schnell durch, aber ihre Kalorien bleiben und verwandeln sich in Körperfett. Das zeigt auch eine Studie aus den USA, die 80 000 Frauen acht Jahre lang beobachtete: Frauen, die täglich einmal oder mehrfach zu Softdrinks griffen, nahmen im Vergleich zu anderen deutlich an Gewicht zu und erkrankten doppelt so häufig an Diabetes. Die Forscher konnten belegen, dass dies tatsächlich auf zuckerhaltige Getränke zurückzuführen war. Trotzdem bieten die Hersteller ihre Softdrinks in immer größeren Flaschen an. Eineinhalb Liter gelten heute schon als gängige Größe im Getränkemarkt. Wer sich täglich ein paar Gläser der süßen Drinks genehmigt, nimmt leicht zu, oft ohne genau zu wissen warum. Die Uhr-Diät empfiehlt deshalb, um alle Drinks dieser Art einen großen Bogen zu machen.

FRUCHTSAFT, NEIN DANKE!

Dass Limonaden oder Cola reines Hüftgold sind, wissen heute nicht nur Experten. Fruchtsaft klingt viel gesünder. Genaues Hinschauen zeigt jedoch: Der Gehalt an Zucker und Kalorien liegt ähnlich hoch wie bei Erfrischungsgetränken. Es gibt weitere Nachteile. Fruchtsäfte sind reich an Fruchtzucker (Fruktose). Die Werbung nennt ihn gern „Fruchtsüße" – das macht ein gutes Image. Doch diese Zuckerart wird vom Körper sehr viel schneller in Fett umgewandelt als Haushaltszucker. Innerhalb der Fastenphasen sind Säfte deshalb ein No-Go, in Zeiten des freien Genusses machen sie sich nicht wirklich nützlich. Die Alternative: frische Früchte, vor allem wenn sie im Rahmen einer Mahlzeit gegessen werden.

WASSER MIT GESCHMACK

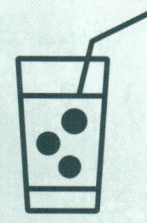

„Near-Water-Getränke" liegen im Trend. Die klaren oder leicht farbigen Getränke locken mit hübschen Flaschen und versprechen Wellness. Wer bei Fastengetränken auf Natur setzt, macht sich seine fein aromatisierten Wässer aber besser selbst.

Wohlschmeckende Null-Kalorien-Getränke gelingen auch ganz einfach in der eigenen Küche. Das Prinzip ist supersimpel: eine Kanne oder ein Schraubglas mit Wasser füllen. Fruchtige und/oder würzige Zutaten hineingeben, gekühlt gut durchziehen lassen, fertig!

Lieblingskombinationen, die Leitungswasser aromatisch aufpeppen
(für etwa 1 Liter Wasser)
- 3 kleine getrocknete Chilischoten plus ½ der Länge nach geteilte Vanilleschote und 1 – 2 TL getrocknete Gojibeeren
- 1 Stiel frische Minze plus 1 walnussgroßes Stück Ingwerknolle in dünnen Scheiben
- ¼ Salatgurke plus ½ unbehandelte Zitrone – beides in dünnen Scheiben
- 1 kleiner Zweig Rosmarin plus Kerngehäuse und Schalen von 1 gut gewaschenen unbehandelten Apfel
- ½ EL getrocknete Berberitzen plus 1 – 2 frische Minzeblätter
- in Streifen geschnittene Schale von ½ gewaschenen unbehandelten Orange plus 1 Sternanis oder 3 leicht zerdrückte grüne Kardamomkapseln
- 1 Gewürznelke, Schalen und Kerngehäuse von 1 gut gewaschenen unbehandelten Apfel plus 1 – 2 Sternanis

Die aromatischen Wasser-Mischungen sollten aber auch gekühlt nicht länger stehen als ein paar Stunden. Falls jemand hygienische Bedenken hat, lässt er die Mischungen nicht kalt durchziehen, sondern kocht sich einen Extrakt. Das geht so: Ein kleines Glas Wasser (ca. 200 ml) mit der gewünschten Zutaten-Kombi kurz aufkochen, durchsieben und zugedeckt abkühlen lassen. Damit dann gut gekühltes Wasser ganz nach Geschmack aromatisieren. Das funktioniert bei allen Mischungen, nur die Salatgurke muss natürlich roh bleiben. Und noch ein Tipp für alle, die in Fastenphasen leicht frieren: Chili wärmt und passt in jede Wasserkreation.

KAFFEE MACHT WACH, BRÜHEN BELEBEN

In puncto Getränke ist das Beste für Fastenzeiten gerade gut genug. Schließlich sind die Geschmacksknospen dann besonders lebendig. Also feinsten Kaffee trinken und extraktreiche Brühen genießen.

Runterkommen mit der Uhr-Diät. Koffein-fluten stören dabei.

Duftender Kaffee ist ein vielfältiger Genuss. Sein Koffein stimuliert die Großhirnrinde und erhöht den Blutdruck ein wenig. Daher die Vorliebe für Kaffee zum Wachwerden am Morgen. Das schwarze Lieblingsgetränk der Deutschen wirkt sogar leicht appetithemmend. Aber wie viele Tassen kann man unbeschadet täglich trinken? Laut einer Untersuchung der europäischen Lebensmittelbehörde EFSA sollten es täglich nicht mehr als 4 starke Tassen Kaffee (oder andere Getränke mit ähnlich viel Koffein) sein. Allerdings ist die Verträglichkeit von Mensch zu Mensch unterschiedlich und wohl genetisch bedingt. Mancher fühlt sich bei 6 oder 7 Tassen pro Tag gelassen und fit. Bei anderen kommt es zu innerer Unruhe und Angstzuständen, wenn sie mehr als 400 bis 500 Milligramm Koffein (4 bis 5 Tassen Kaffee) zu sich nehmen. Koffeinfluten können die Wirkung der Stresshormone verstärken und verlängern, damit stören sie die inneren Uhren. Extreme Koffeinjunkies fahren, was ihre inneren Kräfte angeht, dauernd auf dem Reservetank. Sie bleiben zu lange wach, kommen nicht zum Schlafen. Die Folge: viel Hunger und viel Zeit zum Knabbern.

KOFFEIN MACHT MEHR STRESS

Häufig kommt zur Kaffeesucht die Sucht nach Süßem. Die zittrige Unruhe, die ein Übermaß von Koffein verursacht, löst den Wunsch nach der beruhigenden Wirkung schneller Kohlenhydrate wie etwa Zucker aus. Das wirkt wie Doping und veranlasst den Körper, Reserven zu mobilisieren. Was wir bei Stress eigentlich benötigen, ist Ruhe, Schlaf und langsame Kohlenhydrate, wie sie von Vollkorn oder Hülsenfrüchten geliefert werden. Übrigens: Nicht nur Koffein bringt unsere grauen Zellen auf Trab, sondern auch so banale Sachen wie Arbeitspausen und Bewegung im Freien.

BRÜHE BRINGT'S

In Fastenphasen sehnt man sich oft nach einem Magenwärmer und nach einer geschmacklichen Abwechslung zu Heißgetränken wie Tee oder schwarzem Kaffee. Dann sind Brühen wunderbar. Zur Not gehen natürlich Instantbrühen, doch die bestehen vor allem aus Kochsalz. Selbst gemachte Gemüsebrühe (siehe Seite 161) dagegen liefert durch den hohen Gemüse-anteil Mineralstoffe und Spurenelemente in viel größerer Fülle als gekaufte Fertigprodukte. Und die nützliche Prise Salz kann man selbst gut dosiert hinzufügen. Fleisch- und Knochenbrühen sind ebenfalls hoch willkommen. Auch sie liefern Mineralstoffe und füllen den Magen auf eine Weise, die Hungerattacken reduziert. Ein weiterer Vorteil: Brühen stabilisieren den Kreislauf. Weil alle anderen Null-Kalorien-Flüssigkeiten, die während des Fastens getrunken werden, nahezu salzfrei sind, können sie die Salzvorräte des Körpers reduzieren. Sie schwemmen das gespeicherte Salz mit dem Urin aus. Je mehr Salzfreies wir trinken, desto stärker. Brühen mit einer Prise Salz steuern dagegen.

Das Salz in der Suppe

NICHT TROCKEN TRINKEN

Der Salzhaushalt des Körpers ist bis heute ein Mysterium. Vor allem über die richtige Menge Salz wird seit Jahrzehnten heftig gestritten. Ohne Kochsalz (Natriumchlorid) würde im Körper der Transport von Wasser und Nährstoffen zusammenbrechen, die Nerven hätten Mühe, ihre Signale zu übertragen, und die Muskeln würden schwach. Damit sich nicht zu viel im Körper ansammelt, wird bei gesunden Menschen überschüssiges Salz schnell wieder über die Nieren ausgeschieden. Meist innerhalb von 24 Stunden, spätestens nach einigen Tagen ist dann der Salzhaushalt des Körpers wieder im Gleichgewicht. Manche Körpergewebe sichern sich die bevorzugte Menge Kochsalz jedoch aktiv. So speichern Haut und Muskeln Natrium offenbar über Monate hinweg, ganz unabhängig von der Kochsalzzufuhr.

Beim tageweisen Fasten wird Salz besonders wichtig. Wer exzessiv liter-weise trinkt, kann Probleme bekommen. Sportler nennen dieses Phäno-men „sich trocken trinken", wenn durch große Mengen salzfreie Flüs-sigkeiten immer mehr Kochsalz ausgeschwemmt wird und der Kreislauf leidet. Brühen mit einer Prise Salz sind deshalb in Fastenzeiten ideal als wohlschmeckende Vorsichtsmaßnahme.

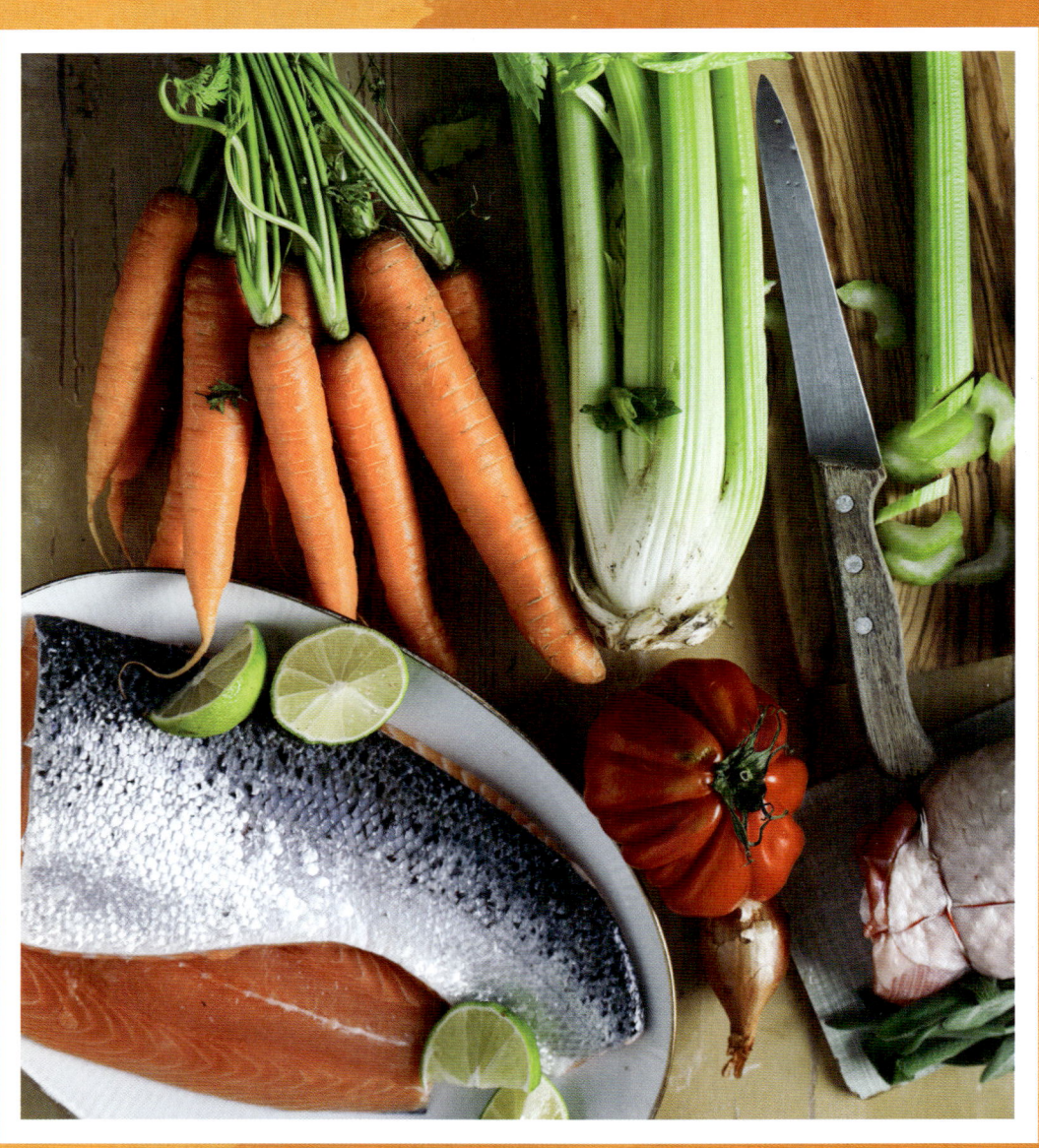

GLÜCKLICH MIT 500 KALORIEN

Köstliche Kombinationen, große Portionen und gesunde Abwechslung, darum geht es auf den nächsten Seiten für alle, die im Alltag gern bunter kochen wollen. Mit frischem Kick und neuen Ideen schmeicheln sie dem Magen, ohne zu belasten. Wer im Rahmen der Uhr-Diät tageweise fastet, findet hier außerdem reichlich Auswahl für die eine gute Mahlzeit, die er sich an Fastentagen gönnen will. Mit 500 Kalorien – oder manchmal ein bisschen mehr – ist man lange glücklich und satt!

GEMÜSE-FRITTATA

MIT KAPERNDIP

Für 2 Personen:
1 Zwiebel
1 rote Paprikaschote
1 kleine Dose Maiskörner
(140 g Abtropfgewicht)
½ Bund Petersilie
1 EL Olivenöl
150 g tiefgekühlte Erbsen
4 Eier

4 EL geriebener Parmesan
Salz, Cayennepfeffer
1 EL Kapern
30 g getrocknete Tomaten
150 g Magerquark
1 EL Tomatenmark

Pro Portion: 38 g EW, 22 g F,
28 g KH, 9 g BST, 498 kcal

1 Den Backofen auf 180 °C vorheizen. Die Zwiebel schälen und in feine Streifen schneiden. Die Paprikaschote halbieren, entkernen, waschen und in 2 cm große Würfel schneiden. Den Mais in ein Sieb abgießen, kalt abbrausen und abtropfen lassen. Die Petersilie waschen und trocken schütteln, die Blätter abzupfen und fein hacken.

2 Das Öl in einer ofenfesten Pfanne erhitzen und Zwiebel und Paprika darin 5 bis 7 Minuten andünsten. Dabei in den letzten 2 Minuten Mais und Erbsen dazugeben.

3 Die Eier mit Petersilie, Parmesan, Salz und Cayennepfeffer verquirlen und vorsichtig über das Gemüse gießen. Die Frittata im Ofen auf der mittleren Schiene etwa 15 Minuten stocken lassen.

4 Inzwischen die Kapern abtropfen lassen und hacken. Die Tomaten in feine Würfel schneiden. Beides mit Quark und Tomatenmark verrühren und den Dip mit wenig Salz und Cayennepfeffer abschmecken.

5 Die Frittata aus dem Ofen nehmen und vierteln. Mit dem Kaperndip servieren.

TIPP
Sie können in der Frittata auch Gemüsereste vom Vortag verarbeiten – so bleibt nichts übrig und die Frittata steht außerdem noch schneller auf dem Tisch.

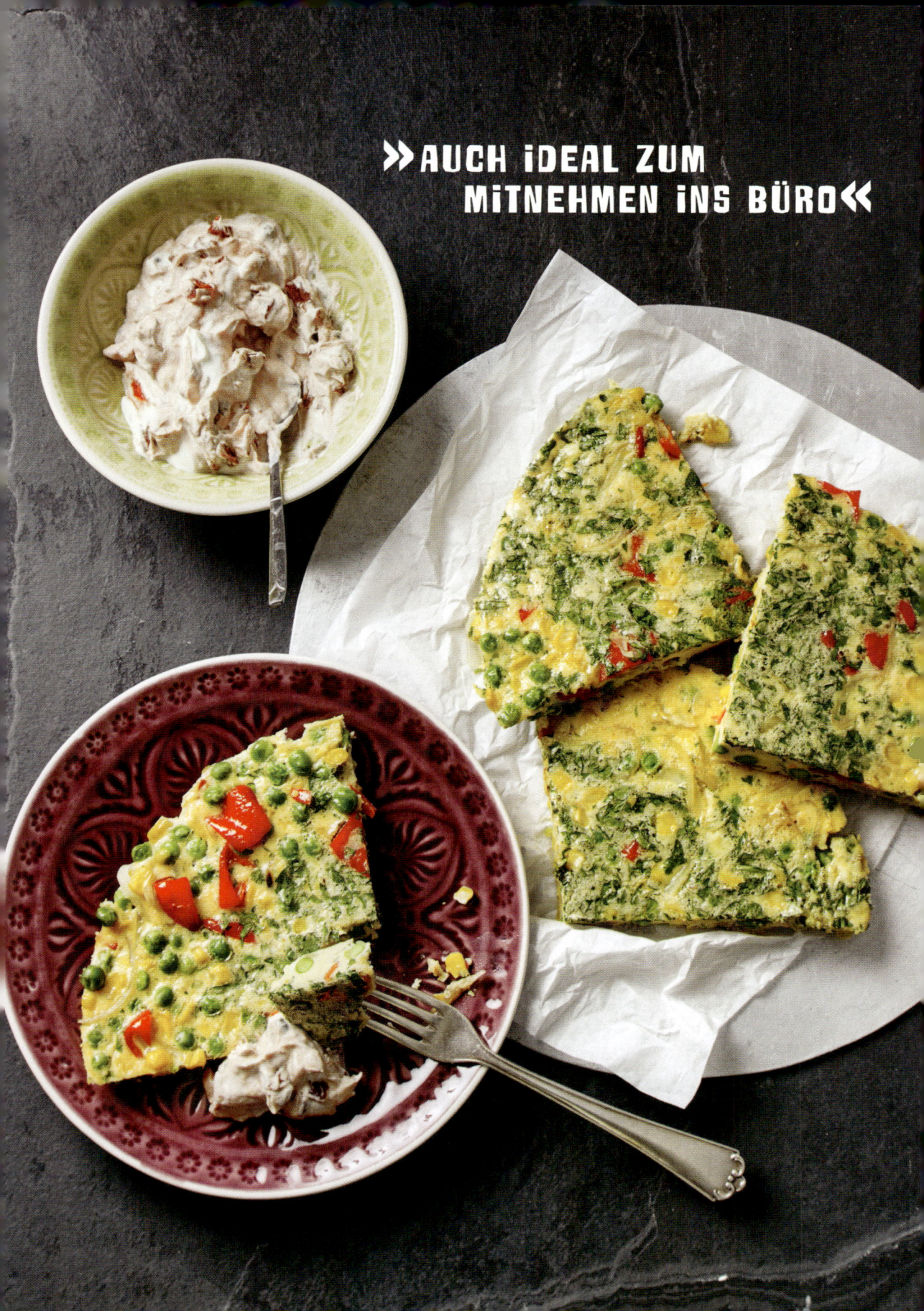

>>AUCH IDEAL ZUM
MITNEHMEN INS BÜRO<<

WACHSWEICHE EiER

MIT GEMÜSE UND GRÜNKERN

Für 2 Personen:
75 g Grünkernschrot
ca. 650 ml Gemüsebrühe
(siehe Seite 161 oder Instant)
4 Eier, Salz
200 g Möhren
150 g Zuckerschoten
2 Stiele Estragon
½ kleines Bund Kerbel
1 EL Butter

1 gehäufter EL Mehl
200 ml Milch
1 TL grüne Pfefferkörner
(aus dem Glas)
Pfeffer
frisch geriebene Muskatnuss
1 – 2 EL Zitronensaft

Pro Portion: 26 g EW, 25 g F,
47 g KH, 9 g BST, 540 kcal

1 Den Grünkernschrot mit 350 ml Brühe in einen Topf geben und langsam aufkochen. Dann zugedeckt bei schwacher Hitze 20 Minuten ausquellen lassen. Die Eier in Salzwasser je nach Größe 6 bis 7 Minuten wachsweich kochen.

2 Inzwischen die Möhren schälen und schräg in dünne Scheiben schneiden. Die Zuckerschoten putzen, waschen und schräg halbieren. Die Kräuter waschen und trocken schütteln, die Blätter abzupfen und fein hacken. Die Möhren in der restlichen Brühe 6 bis 8 Minuten knackig garen, dabei die Zuckerschoten in den letzten 2 Minuten mitgaren. Das Gemüse in ein Sieb abgießen, dabei die Brühe auffangen.

3 Die Butter zerlassen und das Mehl darin unter Rühren anschwitzen. Die Milch dazugießen und alles unter Rühren aufkochen. Die Brühe nach und nach bis zur gewünschten Konsistenz dazugeben und bei schwacher Hitze kurz kochen. Den grünen Pfeffer abtropfen lassen und mit dem Gemüse hinzufügen. Mit Salz, Pfeffer, Muskatnuss und Zitronensaft würzen.

4 Die Eier pellen und halbieren. Den Grünkern eventuell auf einem Sieb abtropfen lassen und die Kräuter unterheben. Grünkern und Gemüse mit den Eiern auf Tellern anrichten. Eilige können den Grünkern auch durch Kamut aus dem Vorrat ersetzen (siehe Seite 166).

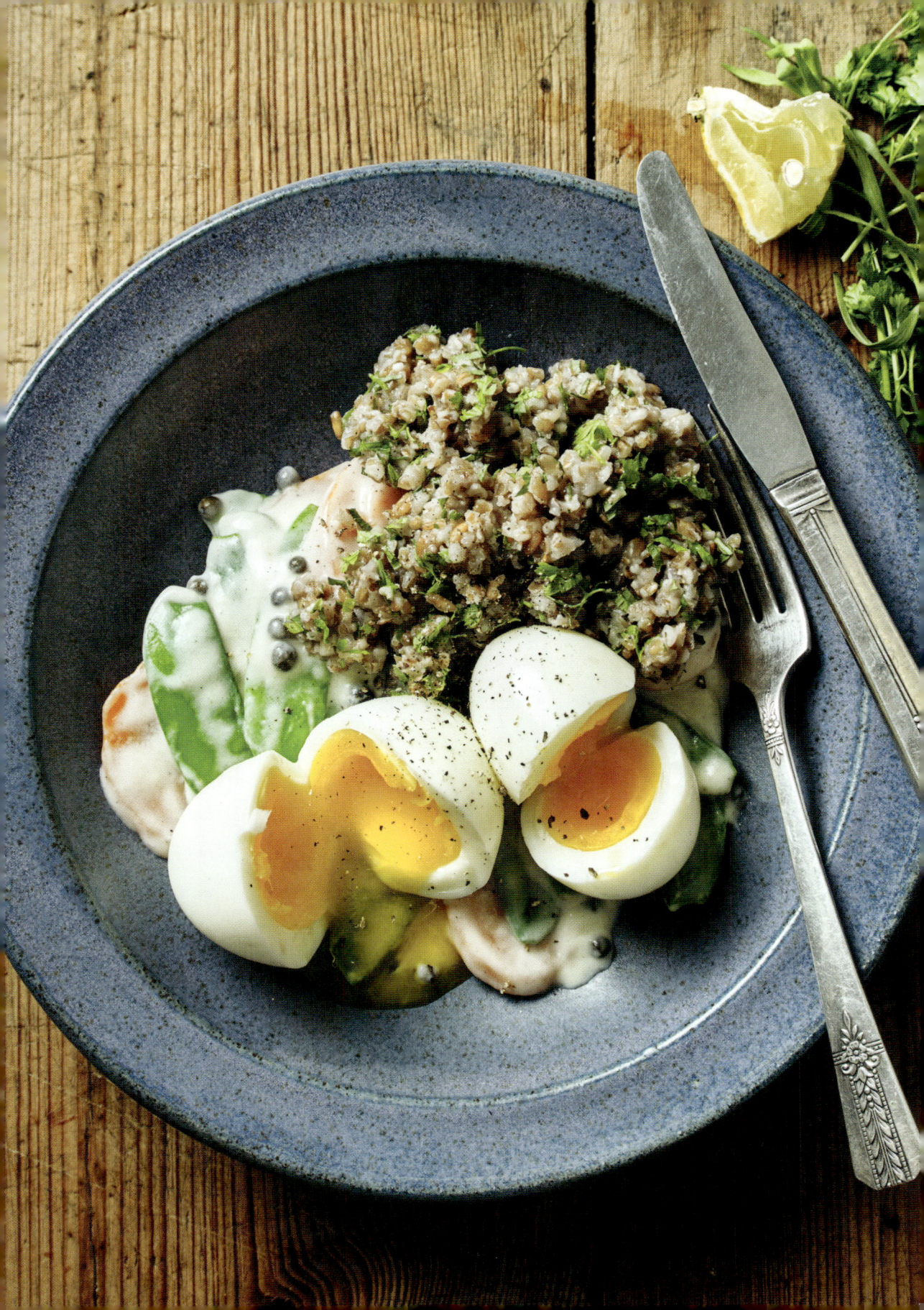

BAUERNFRÜHSTÜCK

MIT RÄUCHERLACHS

Für 2 Personen:
½ Bund Dill
1 TL frisch geriebener Meerrettich (ersatzweise aus
dem Glas)
200 g körniger Frischkäse
Salz, 1 kleine Stange Lauch
300 g gegarte Pellkartoffeln
(vom Vortag)
1 EL Butter
150 g tiefgekühlte Erbsen
3 Eier, Pfeffer
100 g Räucherlachs
(in dünnen Scheiben)

Pro Portion: 43 g EW, 22 g F,
35 g KH, 7 g BST, 539 kcal

1 Den Dill waschen und trocken schütteln, die Spitzen ab-
zupfen und fein hacken. Dill und Meerrettich mit dem
Frischkäse verrühren, nach Belieben mit etwas Salz würzen.
Den Lauch putzen, waschen und in dünne Ringe schneiden.
Die Kartoffeln pellen und in Scheiben schneiden.

2 Die Butter in einer beschichteten Pfanne zerlassen und
die Kartoffeln darin auf beiden Seiten knusprig braun
braten. Lauch und Erbsen dazugeben und unter Wenden
etwa 3 Minuten dünsten.

3 Die Eier verquirlen und mit Salz und Pfeffer würzen.
Über die Kartoffeln gießen und alles zugedeckt 3 bis
5 Minuten stocken lassen.

4 Das Bauernfrühstück zusammenklappen und halbieren.
Mit dem Frischkäse und dem Räucherlachs anrichten.

SCHNELL GEMACHT ...

... ausgewogen und superlecker! Merke: Für den Notfall
immer ein paar Kartoffeln mehr kochen und im Kühlschrank aufheben. Das Gute daran: Abgekühlt und wieder
gebraten enthalten Kartoffeln mehr Ballaststoffe (in Form
von sogenannter resistenter Stärke) als frisch gekocht. Sie
sättigen also nachhaltiger.

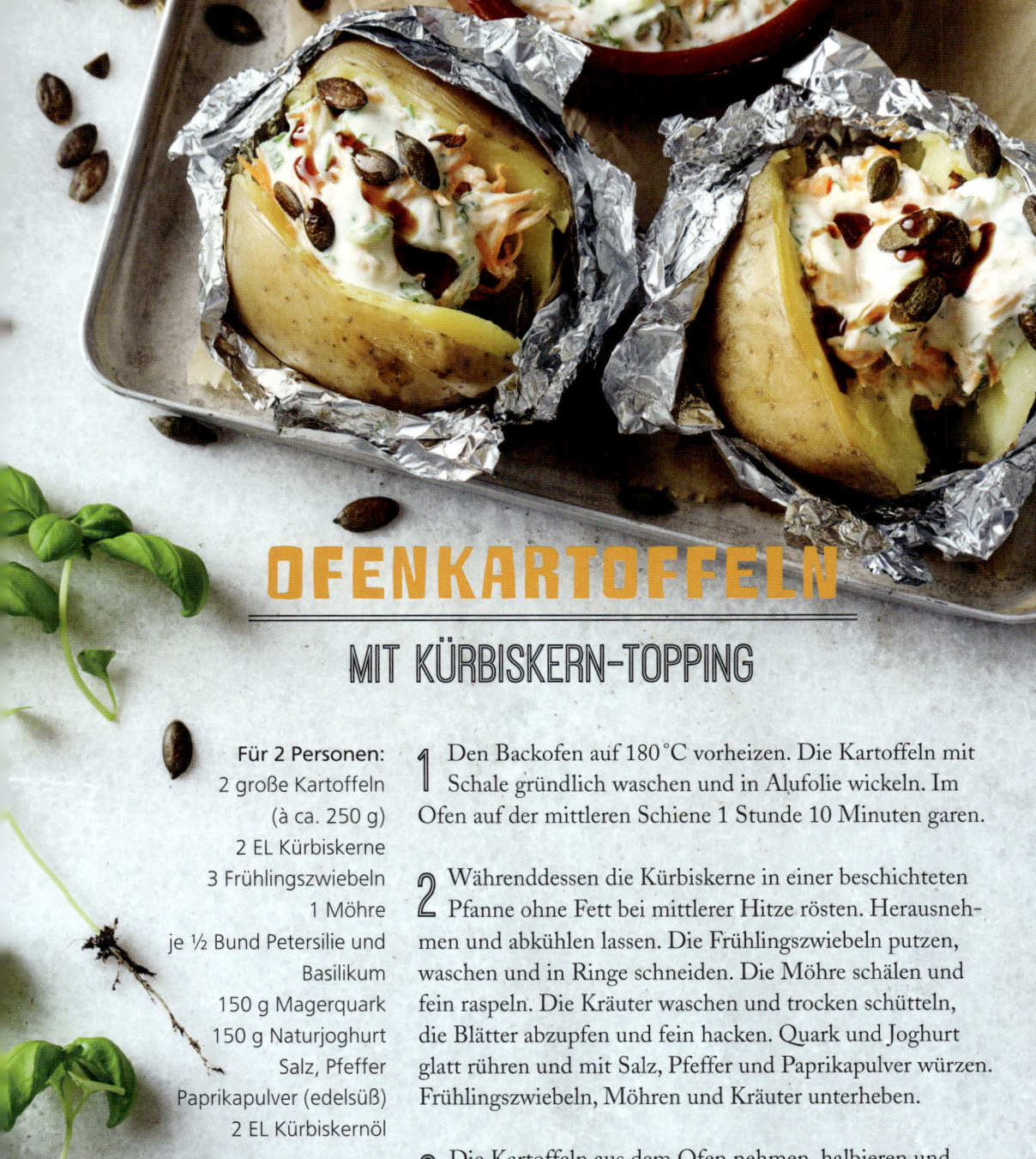

OFENKARTOFFELN

MIT KÜRBISKERN-TOPPING

Für 2 Personen:
2 große Kartoffeln
(à ca. 250 g)
2 EL Kürbiskerne
3 Frühlingszwiebeln
1 Möhre
je ½ Bund Petersilie und
Basilikum
150 g Magerquark
150 g Naturjoghurt
Salz, Pfeffer
Paprikapulver (edelsüß)
2 EL Kürbiskernöl

Pro Portion: 23 g EW, 20 g F,
42 g KH, 6 g BST, 463 kcal

1 Den Backofen auf 180 °C vorheizen. Die Kartoffeln mit Schale gründlich waschen und in Alufolie wickeln. Im Ofen auf der mittleren Schiene 1 Stunde 10 Minuten garen.

2 Währenddessen die Kürbiskerne in einer beschichteten Pfanne ohne Fett bei mittlerer Hitze rösten. Herausnehmen und abkühlen lassen. Die Frühlingszwiebeln putzen, waschen und in Ringe schneiden. Die Möhre schälen und fein raspeln. Die Kräuter waschen und trocken schütteln, die Blätter abzupfen und fein hacken. Quark und Joghurt glatt rühren und mit Salz, Pfeffer und Paprikapulver würzen. Frühlingszwiebeln, Möhren und Kräuter unterheben.

3 Die Kartoffeln aus dem Ofen nehmen, halbieren und mit Gemüsequark und Kürbiskernen servieren. Dabei den Quark mit dem Öl beträufeln.

TIPP
Die Ofenkartoffeln schmecken auch mit Walnüssen und Walnussöl oder Pinienkernen und nativem Olivenöl.

ROSENKOHLPFANNE

MIT SPIEGELEIERN

Für 2 Personen:
500 g Rosenkohl
Salz
2 Zwiebeln
20 g getrocknete Tomaten
125 g gegarte Esskastanien
(vakuumverpackt)
1 EL Butter
4 Eier
Pfeffer
Paprikapulver (edelsüß)

Pro Portion: 25 g EW, 20 g F,
37 g KH, 15 g BST, 460 kcal

1 Den Rosenkohl putzen, dabei jeweils die welken Außenblätter und den Strunk entfernen. Die Köpfe waschen und je nach Größe ganz lassen oder halbieren. Den Rosenkohl in kochendem Salzwasser 7 bis 9 Minuten knackig garen. Dann in ein Sieb abgießen, kalt abschrecken und gut abtropfen lassen.

2 Die Zwiebeln schälen und in Spalten schneiden. Die Tomaten in dünne Streifen schneiden. Die Esskastanien halbieren. 1 TL Butter in einem Topf zerlassen und Zwiebeln und Tomaten darin andünsten. Rosenkohl und Esskastanien dazugeben und alles 2 bis 3 Minuten andünsten.

3 Gleichzeitig die übrige Butter in einer beschichteten Pfanne zerlassen und die Eier darin zu Spiegeleiern braten. Mit Salz, Pfeffer und Paprikapulver bestreuen und mit dem Rosenkohlgemüse servieren.

FEINE ESSKASTANIEN

Frisch kommen die edlen Esskastanien im Herbst auf die Märkte, geerntet werden sie überwiegend in Italien, Spanien und Frankreich. Die Kerne sind mehlig und etwas süßlich, aber recht neutral im Aroma. Das weiche Fruchtfleisch wird das ganze Jahr über in Dosen oder in Folie vakuumverpackt als Konserve verkauft.

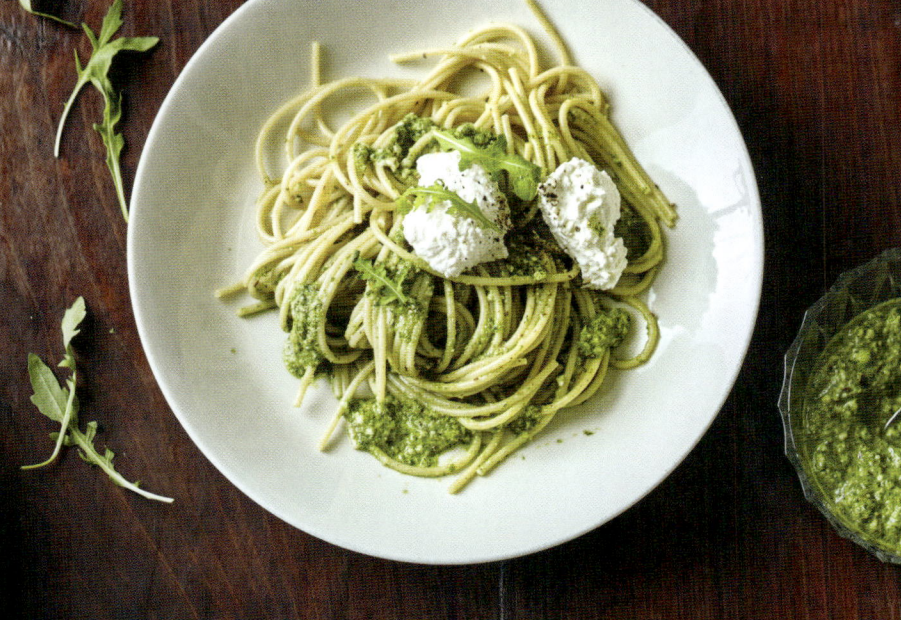

VOLLKORNSPAGHETTI
MIT RUCOLA-HASELNUSS-PESTO

Für 2 Personen:
30 g Haselnüsse
1 kleine Knoblauchzehe
1 kleines Bund Rucola
(ca. 70 g)
20 g Parmesan (am Stück)
1 TL Olivenöl
Salz, Pfeffer
150 g Vollkornspaghetti
100 g Ricotta (ersatzweise
körniger Frischkäse)

Pro Portion: 20 g EW, 22 g F,
49 g KH, 10 g BST, 503 kcal

1 Die Nüsse grob hacken und in einer beschichteten Pfanne ohne Fett bei mittlerer Hitze duftend rösten. Herausnehmen und abkühlen lassen. Knoblauch schälen. Rucola verlesen und waschen, grobe Stiele entfernen. Tropfnass mit Nüssen, Parmesan und Knoblauch im Blitzhacker pürieren. Das Öl untermixen und das Pesto mit wenig Salz und Pfeffer würzen.

2 Die Nudeln in reichlich kochendem Salzwasser nach Packungsanweisung bissfest garen. In ein Sieb abgießen, dabei 1 Tasse Kochwasser auffangen. Nudeln kurz abtropfen lassen und wieder in den Topf geben. Das Pesto mit dem Nudelkochwasser verdünnen und unter die Spaghetti heben. Zum Servieren den Ricotta auf die Nudeln setzen.

TiPP
Das Pesto hält sich im Kühlschrank einige Tage und lässt sich auch gut in Portionen einfrieren. Klassisch kommen Basilikum und Pinienkerne ins Pesto. In der kurzen Saison von Ende Februar bis Mai eignen sich auch Bärlauch und Mandeln dafür.

VEGGIE-CURRY

MIT LINSEN UND TOFU

Für 2 Personen:
2 Möhren, 1 Zwiebel
1 walnussgroßes Stück
Ingwer
1 Knoblauchzehe
100 g Zuckerschoten
1 Dose Linsen
(265 g Abtropfgewicht)
200 g Tofu
1 EL natives Kokosöl
200 ml Gemüsebrühe
(siehe Seite 161 oder Instant)
100 ml Kokosmilch
½ – 1 TL gelbe Currypaste

Pro Portion: 31 g EW, 22 g F,
41 g KH, 11 g BST, 514 kcal

1 Möhren, Zwiebel, Ingwer und Knoblauch schälen und in Würfel schneiden. Die Zuckerschoten putzen, waschen und schräg halbieren. Die Linsen in ein Sieb abgießen, kalt abbrausen und abtropfen lassen. Tofu in Würfel schneiden.

2 Das Öl in einem Topf erhitzen und Möhren, Zwiebel, Ingwer und Knoblauch darin anbraten. Dann mit Brühe und Kokosmilch aufgießen und die Currypaste unterrühren. Alles bei schwacher Hitze etwa 15 Minuten garen.

3 Zuletzt Zuckerschoten, Linsen und Tofu hinzufügen und das Curry noch 5 Minuten weitergaren. Sofort servieren.

TiPP

Keine Currypaste im Haus? Verwenden Sie stattdessen nach Geschmack 1 bis 2 TL mildes oder scharfes Currypulver.

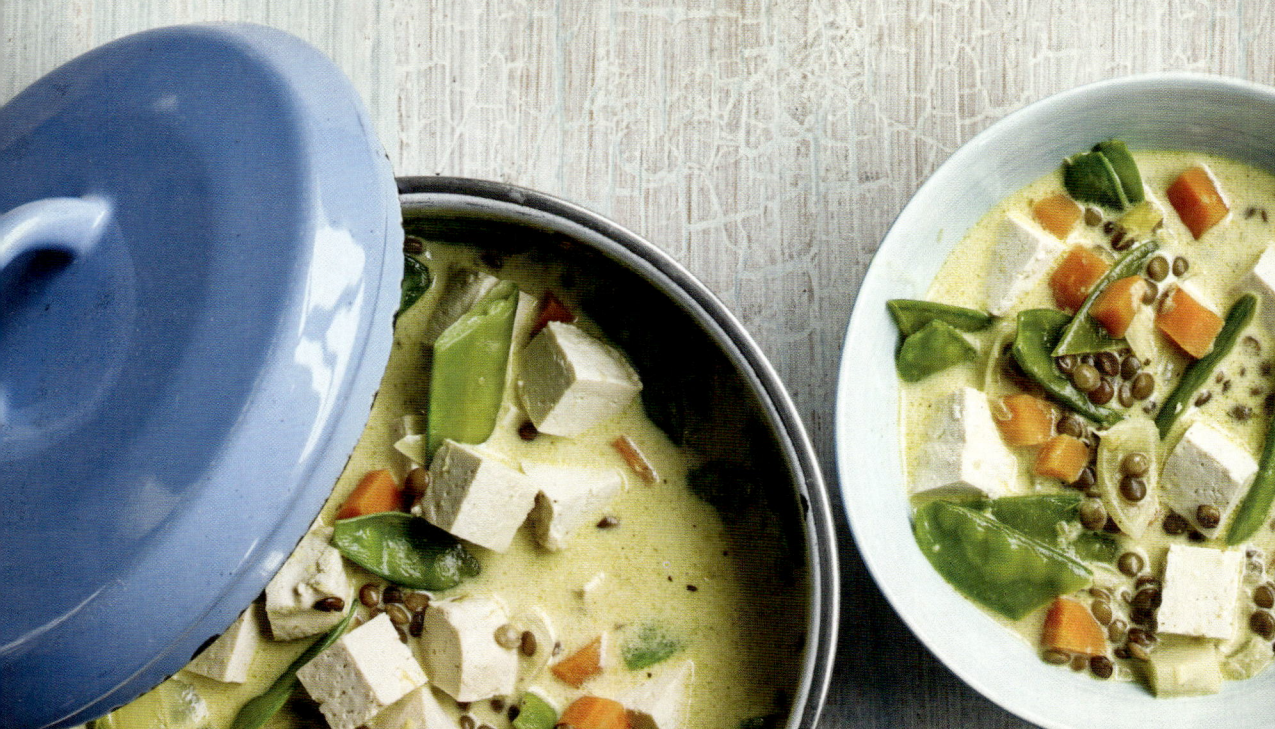

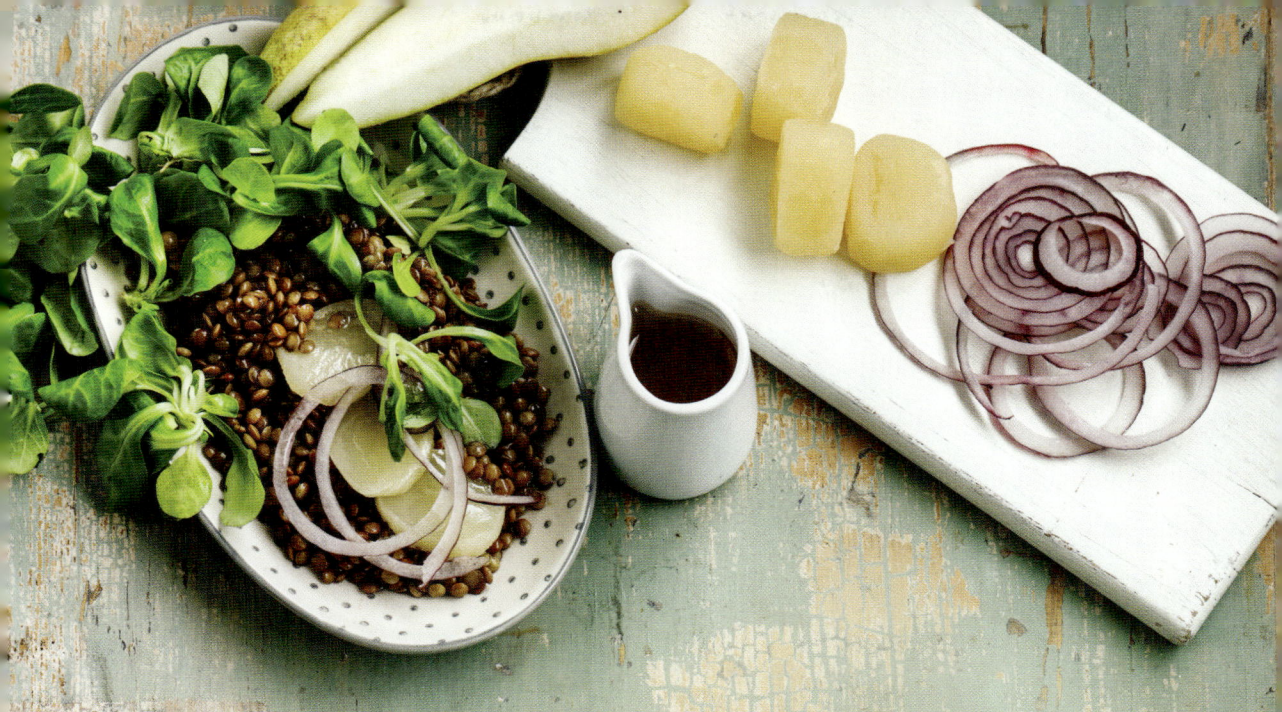

LINSENSALAT

MIT QUARGEL

Für 2 Personen:
1 Dose Linsen
(265 g Abtropfgewicht)
80 g Feldsalat
1 rote Zwiebel
1 Birne
200 g Sauermilchkäse
(z. B. Ölmützer Quargel,
Harzer Käse, Handkäse)
2 EL Apfel- oder Weinessig
6 EL Gemüsebrühe
(siehe Seite 161 oder Instant)
4 EL Rapsöl

Pro Portion: 44 g EW, 22 g F,
38 g KH, 9 g BST, 550 kcal

1 Die Linsen in ein Sieb abgießen, kalt abbrausen und abtropfen lassen. Den Feldsalat verlesen, waschen und trocken schleudern. Die Zwiebel schälen und in feine Ringe schneiden. Die Birne waschen und vierteln, das Kerngehäuse entfernen und die Viertel in Spalten schneiden. Den Quargel in Scheiben schneiden.

2 Feldsalat, Birnenspalten, Quargel und Linsen auf einer Platte anrichten und die Zwiebelringe darüberstreuen. Essig, Brühe und Öl zu einer Vinaigrette verquirlen und über die Salatzutaten träufeln.

TIPP

Der Linsensalat eignet sich super für die Mittagspause im Büro! Zum Mitnehmen die Vinaigrette extra verpacken und erst kurz vor dem Essen unterheben.

BROTSALAT

NACH NIZZA-ART

Für 2 Personen:
1 Weizenvollkornbrötchen
250 g grüne Bohnen
Salz, 2 Eier
150 g Cocktailtomaten
1 gelbe Paprikaschote
1 Zwiebel
1 Knoblauchzehe
1 Dose Thunfisch im eigenen
Saft (140 g Abtropfgewicht)
2 EL Weißweinessig
5 EL Gemüsebrühe
(siehe Seite 161 oder Instant)
2 EL Olivenöl
½ TL Senf
Pfeffer
40 g schwarze Oliven

Pro Portion: 31 g EW, 21 g F,
28 g KH, 8 g BST, 456 kcal

1 Das Brötchen in Scheiben schneiden und im Toaster knusprig rösten. Dann die Scheiben in mundgerechte Würfel schneiden.

2 Die Bohnen putzen, waschen und in Salzwasser etwa 12 Minuten knackig garen. In ein Sieb abgießen und abtropfen lassen. Die Eier in Salzwasser etwa 9 Minuten hart kochen. Kalt abschrecken, pellen und vierteln.

3 Währenddessen die Tomaten waschen und halbieren. Die Paprikaschote halbieren und entkernen, waschen und in mundgerechte Stücke schneiden. Zwiebel und Knoblauch schälen, die Zwiebel in feine Ringe schneiden. Den Thunfisch abtropfen lassen.

4 Essig, Brühe und Öl zu einer Vinaigrette verquirlen und mit Senf, durchgedrückter Knoblauchzehe, Salz und Pfeffer würzen. Gemüse und Brotwürfel mit der Vinaigrette gründlich mischen und den Brotsalat mit Oliven, Thunfisch und Eiern anrichten.

HUNGER AUF MEHR?

Wer besonders üppige Portionen liebt, mischt noch die Blätter von einem Mini-Romanasalat unter das Gemüse. Das ergibt eine großzügige Salatportion, ohne das Kalorienkonto zusätzlich nennenswert zu belasten.

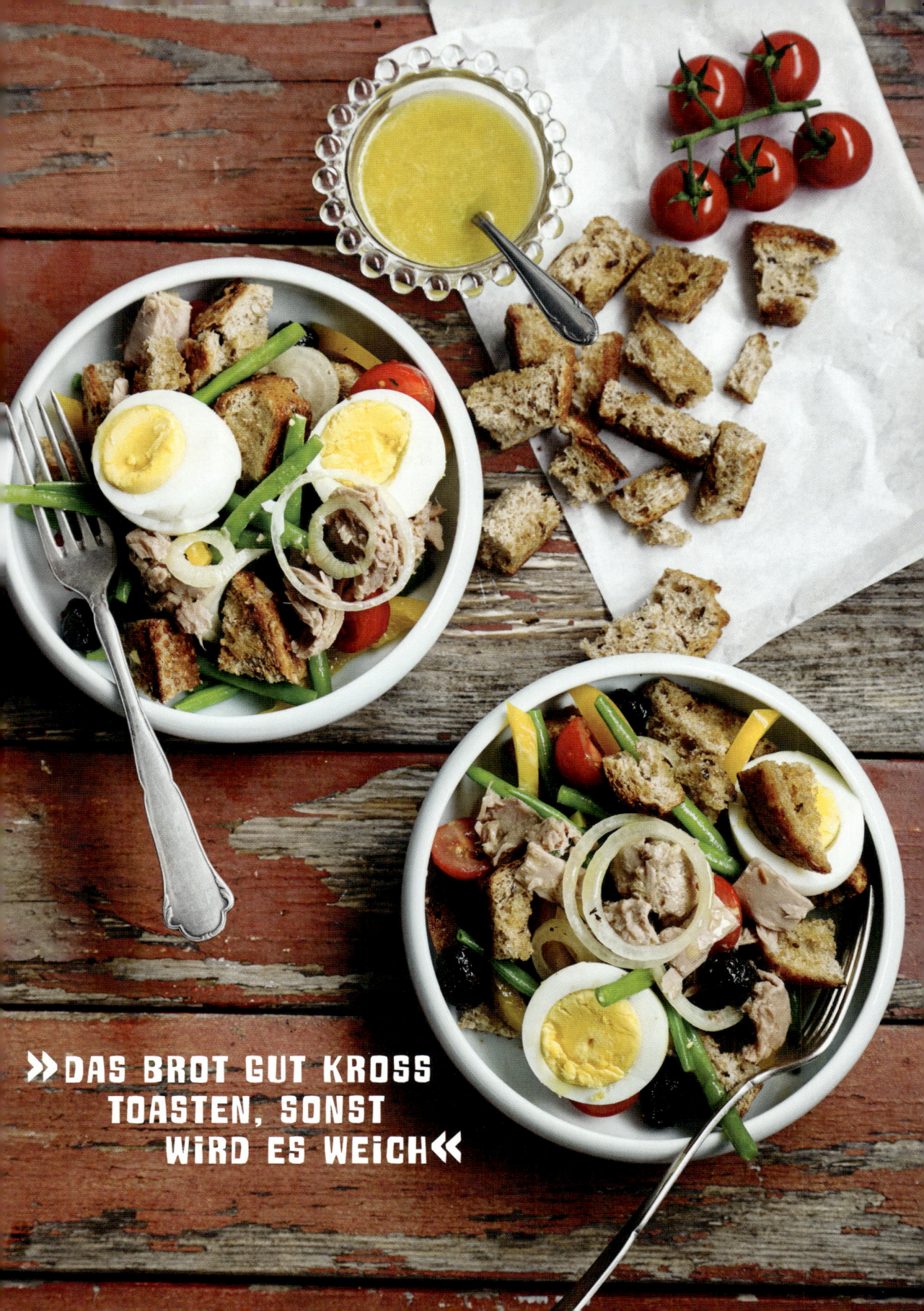

>>DAS BROT GUT KROSS
TOASTEN, SONST
WIRD ES WEICH<<

KALTE AVOCADOSUPPE

MIT KICHERERBSEN-CROÛTONS

Für 2 Personen:
1 Avocado
½ Zuckermelone (z. B. Netz-
oder Honigmelone)
1 kleine Zwiebel
1 Knoblauchzehe
3 Stiele Minze
125 g geräucherte Putenbrust
(in dicken Scheiben)
300 ml Buttermilch
evtl. etwas Gemüsebrühe
(siehe Seite 161 oder Instant)
2 – 3 EL Zitronensaft
Salz, Pfeffer
100 g Kichererbsen
(aus der Dose)
2 EL Rapsöl
Paprikapulver (rosenscharf)

Pro Portion: 26 g EW, 21 g F,
36 g KH, 7 g BST, 464 kcal

1 Avocado halbieren und den Kern entfernen. Die Hälften schälen und in Stücke schneiden. Die Melone in Spalten schneiden, Kerne und Schale entfernen. 1 Melonenspalte in feine Würfel, den Rest in grobe Würfel schneiden.

2 Zwiebel und Knoblauch schälen und in feine Würfel schneiden. Die Minze waschen, trocken schütteln und die Blätter abzupfen, einige Blätter fein schneiden, den Rest grob zerzupfen. Putenbrust würfeln, mit Melonenwürfeln und feinen Minzestreifen mischen, zugedeckt kühl stellen.

3 Avocado, grobe Melonenwürfel, Zwiebel, Knoblauch und grobe Minzestücke mit der Buttermilch im Blitzhacker fein pürieren, eventuell mit Gemüsebrühe verdünnen. Suppe mit Zitronensaft, Salz und Pfeffer würzen und kühl stellen.

4 Die Kichererbsen in ein Sieb abgießen, kalt abbrausen und abtropfen lassen. Mit Küchenpapier trocken tupfen und in der Pfanne im Öl bei mittlerer Hitze 7 bis 8 Minuten braten. Mit wenig Salz und Paprika würzen, herausnehmen und auf Küchenpapier abtropfen lassen. Suppe mit Puten- und Melonenwürfeln, Minze und Kichererbsen servieren.

SUPPE TO GO

Zum Mitnehmen können Sie die gekühlte Avocadosuppe in eine gut schließende Plastikbox füllen und das Topping extra einpacken. Übrigens: In einer Thermoskanne bleibt die Suppe richtig schön kalt.

BOHNENSALAT

AUF MEDITERRANE ART

Für 2 Personen:

1 Hähnchenbrustfilet
(ca. 200 g)
Salz, Pfeffer
Paprikapulver (edelsüß)
2 EL Rapsöl
300 g grüne Bohnen
200 g Cocktailtomaten
1 Bund Frühlingszwiebeln
100 g Feta (siehe Tipp)
1 kleine Dose Kidney-Bohnen
(140 g Abtropfgewicht)
2 EL Zitronensaft
4 EL Gemüsebrühe
(siehe Seite 161 oder Instant)
½ – 1 TL getrocknete Kräuter
der Provence

Pro Portion: 41 g EW, 21 g F,
24 g KH, 11 g BST, 484 kcal

1 Das Hähnchenfleisch waschen, trocken tupfen und mit Salz, Pfeffer und Paprikapulver würzen. 1 TL Öl in einer beschichteten Pfanne erhitzen und das Fleisch darin bei mittlerer Hitze etwa 15 Minuten braten, dabei einmal wenden. Herausnehmen, etwas abkühlen lassen und schräg in dünne Scheiben schneiden.

2 Inzwischen die grünen Bohnen putzen und waschen, in mundgerechte Stücke schneiden und in wenig kochendem Salzwasser etwa 12 Minuten knackig garen. In ein Sieb abgießen, kalt abschrecken und abtropfen lassen.

3 Die Tomaten waschen und halbieren. Frühlingszwiebeln putzen und waschen, weiße und hellgrüne Teile schräg in 1 cm dicke Ringe schneiden. 2 bis 3 dunkelgrüne Teile in Röllchen schneiden. Den Feta in Würfel schneiden. Die Kidney-Bohnen in ein Sieb abgießen, kalt abbrausen und abtropfen lassen.

4 Übriges Öl, Zitronensaft und Brühe zu einer Vinaigrette verrühren und mit Kräutern, wenig Salz und Pfeffer würzen. Beide Bohnensorten, Tomaten, weiße und hellgrüne Frühlingszwiebeln mit der Vinaigrette mischen und auf Teller verteilen. Den Bohnensalat mit Hähnchen, Feta und dunklen Frühlingszwiebelröllchen anrichten.

TIPP

Feta wird aus herzhafter Ziegen- und Schafsmilch, aber auch aus der milderen Kuhmilch hergestellt. Einfach durchprobieren und nach Geschmack entscheiden.

HÄHNCHENSPIESSE

MIT PETERSILIEN-HUMMUS

Für 2 Personen:
250 g Hähnchenbrustfilet
1 walnussgroßes Stück Ingwer
1 EL geröstetes Sesamöl
2 EL Sojasauce
1 Dose Kichererbsen
(240 g Abtropfgewicht)
1 Bund Petersilie
2 EL Olivenöl
ca. 100 ml Gemüsebrühe
(siehe Seite 161 oder Instant)
gemahlener Kreuzkümmel

Salz, Pfeffer
je 1 TL helle Sesamsamen und
Schwarzkümmel
600 g Gemüse nach Wahl
(z. B. Paprikaschote, Möhren,
Kohlrabi, Staudensellerie,
Salatgurke)
1 TL Butterschmalz
6 Holzspieße

Pro Portion: 43 g EW, 23 g F,
34 g KH, 13 g BST, 550 kcal

1 Das Fleisch waschen, trocken tupfen, in Streifen schneiden und wellenförmig auf die Holzspieße stecken. Ingwer schälen, fein hacken und mit Sesamöl und Sojasauce in einer flachen Schale mischen. Die Fleischspieße darin marinieren.

2 Für das Hummus die Kichererbsen in ein Sieb abgießen, kalt abbrausen und abtropfen lassen. Die Petersilie waschen und trocken schütteln, die Blätter abzupfen und grob hacken. Kichererbsen, Petersilie, Olivenöl und ca. 50 ml Brühe mit dem Stabmixer pürieren. Dabei je nach gewünschter

Konsistenz esslöffelweise mehr Brühe dazugeben. Das Hummus mit Kreuzkümmel, Salz und Pfeffer würzen und mit Sesam und Schwarzkümmel bestreuen.

3 Gemüse putzen und waschen bzw. schälen. In lange schmale Streifen schneiden und auf einer Platte anrichten. Die Hähnchenspieße aus der Marinade nehmen, abtupfen und im Butterschmalz rundherum bei starker Hitze 2 bis 3 Minuten goldbraun braten. Die Hähnchenspieße aus der Pfanne nehmen, mit den Gemüsestreifen und dem Hummus servieren.

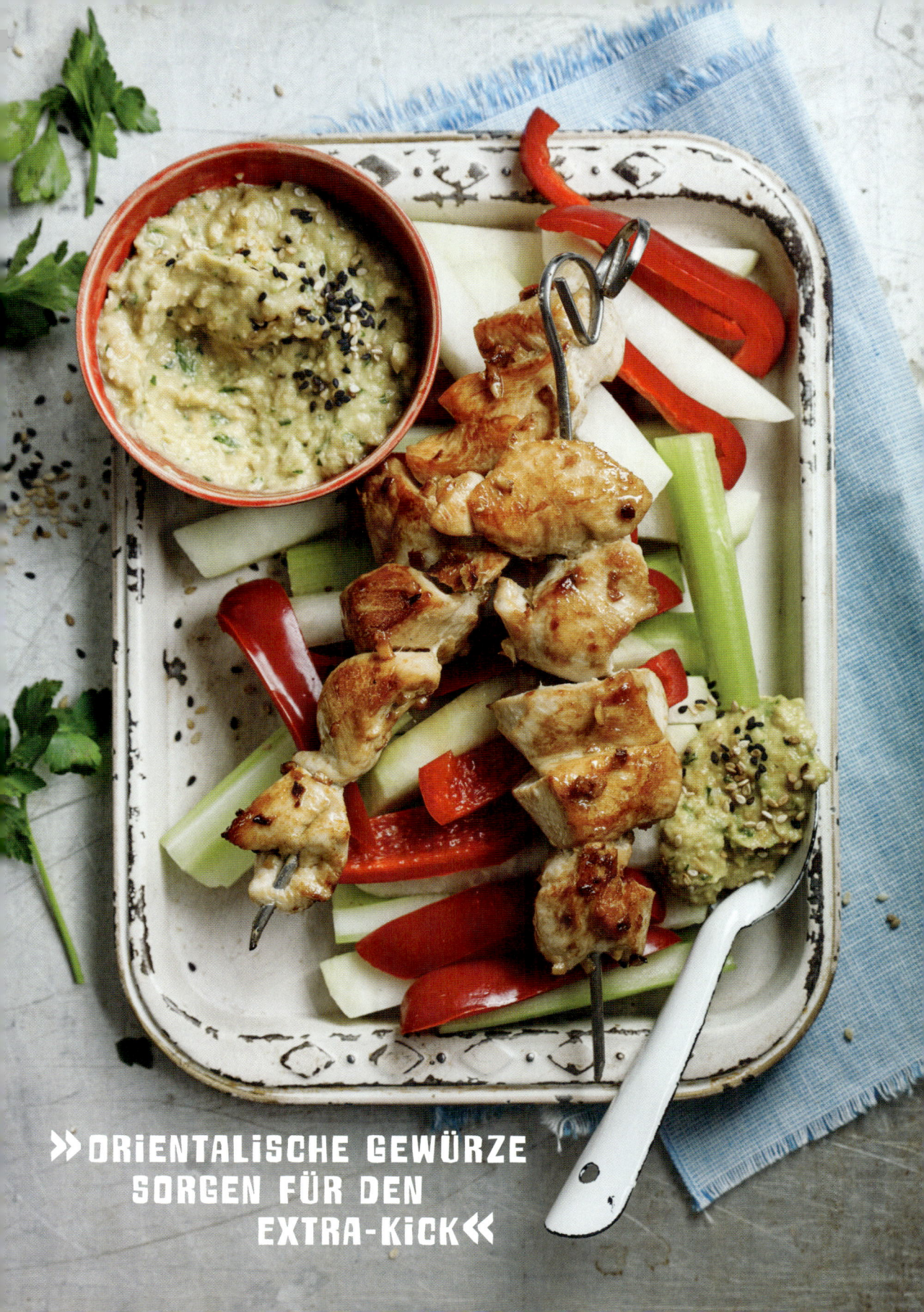

>>ORIENTALISCHE GEWÜRZE
SORGEN FÜR DEN
EXTRA-KICK<<

MiNESTRONE

MIT BORLOTTI-BOHNEN

Für 2 Personen:
400 g Gemüse nach Wahl
(z. B. Zucchini, Möhren,
Staudensellerie, Lauch,
Fenchel, Sellerie)
1 Zwiebel, 1 Knoblauchzehe
2 EL Olivenöl
250 – 350 ml Gemüsebrühe
(siehe Seite 161 oder Instant)
300 ml Tomaten- oder
Gemüsesaft
1 Dose Borlotti-Bohnen
(265 g Abtropfgewicht;
ersatzweise weiße Bohnen)
3 Geflügelwiener
Salz, Pfeffer
½ Bund Petersilie
abgeriebene Schale von
½ unbehandelten Zitrone
4 EL geriebener Parmesan

Pro Portion: 38 g EW, 21 g F,
36 g KH, 10 g BST, 510 kcal

1 Das Gemüse putzen, waschen bzw. schälen und in Würfel schneiden. Zwiebel und Knoblauch schälen und in feine Würfel schneiden.

2 Das Öl in einem Topf erhitzen und Zwiebel und Knoblauch darin glasig dünsten. Das Gemüse hinzufügen und Brühe und Tomatensaft dazugießen. Alles aufkochen und bei schwacher Hitze 10 bis 15 Minuten köcheln lassen, bis das Gemüse bissfest gegart ist.

3 Inzwischen die Borlotti-Bohnen in ein Sieb abgießen, kalt abbrausen und abtropfen lassen. Die Würstchen in Scheiben schneiden und mit den Borlotti-Bohnen in der Suppe erhitzen. Die Suppe bei Bedarf noch etwas mit Brühe verdünnen, dann mit Salz und Pfeffer abschmecken.

4 Die Petersilie waschen und trocken schütteln, die Blätter abzupfen und grob hacken. Die Petersilie mit Zitronenschale und Parmesan mischen und die Minestrone zum Servieren damit bestreuen.

TiPP
Die Minestrone eignet sich sehr gut zum Mitnehmen.

BERÜHMTE SUPPE

Gehaltvoller wird die Minestrone di verdure mit einer guten Rinderbrühe (siehe Seite 162) als Grundlage. In der Gegend um Florenz püriert man einen Teil des Gemüses und serviert die Suppe mit Brot, Shrimps oder Muschelfleisch. Bei der Fischvariante den Parmesan weglassen.

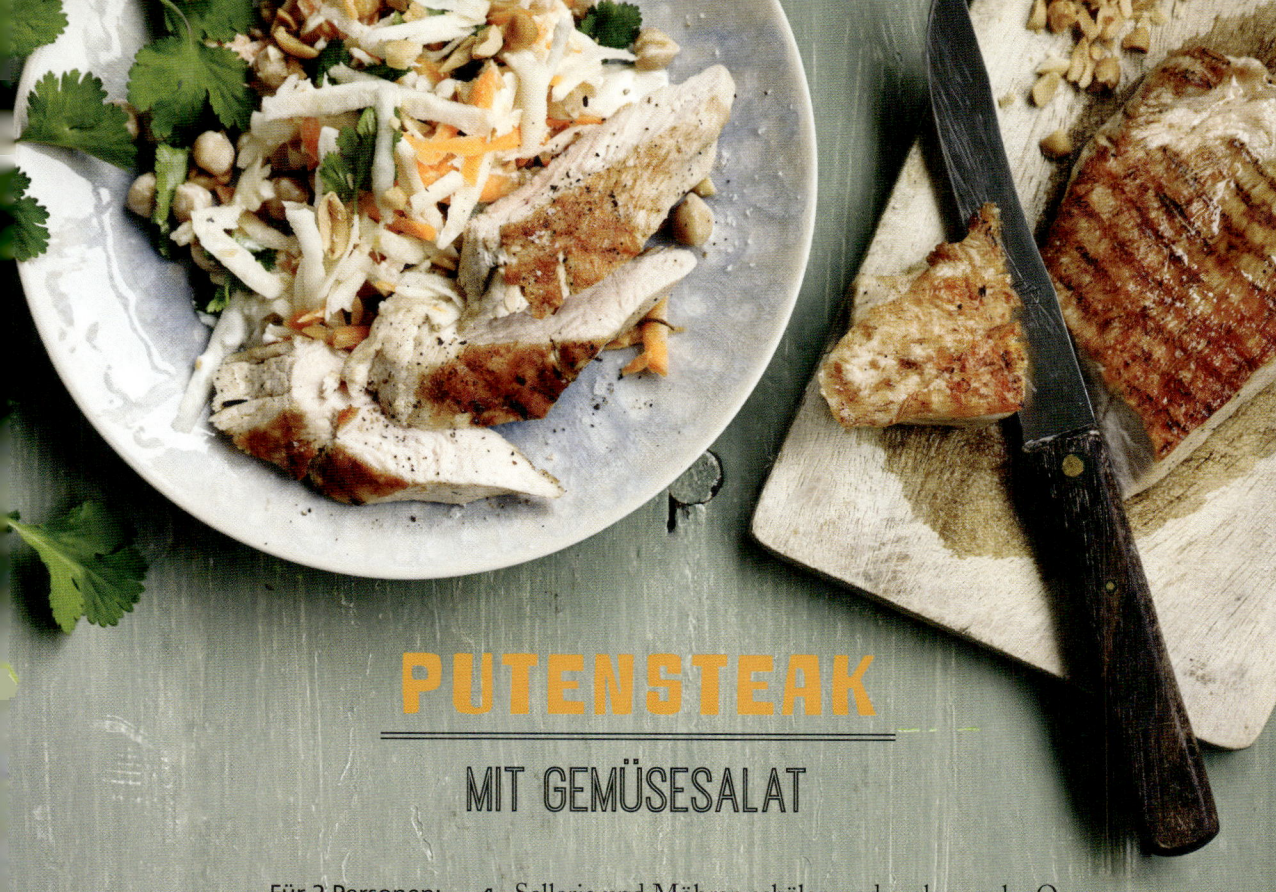

PUTENSTEAK

MIT GEMÜSESALAT

Für 2 Personen:
200 g Knollensellerie
200 g Möhren
1 Orange
100 g Kichererbsen
(aus der Dose)
2 EL Erdnüsse (geröstet und
gesalzen)
2 Stiele Koriander
3 EL Naturjoghurt
3 EL saure Sahne
1 – 2 EL Zitronensaft
Salz, Pfeffer
2 Putensteaks (à ca. 125 g)
Paprikapulver (edelsüß)
1 EL natives Kokosöl

Pro Portion: 42 g EW, 21 g F,
26 g KH, 11 g BST, 498 kcal

1 Sellerie und Möhren schälen und grob raspeln. Orange schälen, in Fruchtfilets teilen und diese jeweils dritteln. Die Kichererbsen in ein Sieb abgießen, kalt abbrausen und abtropfen lassen. Erdnüsse grob hacken. Koriander waschen, und trocken schütteln, die Blätter abzupfen und fein hacken.

2 Joghurt und saure Sahne mit Zitronensaft glatt rühren, mit Salz und Pfeffer würzen. Alle vorbereiteten Zutaten unter das Dressing heben, den Salat kurz durchziehen lassen.

3 Das Fleisch waschen, trocken tupfen und mit Salz, Pfeffer und Paprika würzen. In einer beschichteten Pfanne im Öl bei mittlerer Hitze auf beiden Seiten 2 bis 3 Minuten braten. Die Putensteaks auf dem Gemüsesalat anrichten.

TIPP

Wie bekämpft man Heißhunger und widersteht den Verlockungen des Fastfood? Einfach selbst eine Mahlzeit mitnehmen! Den Salat einpacken, Putensteaks abkühlen lassen, in Streifen schneiden und zum Essen auf den Salat setzen.

LÜBECKER NATIONAL

MIT KASSELER

Für 2 Personen:
½ kleine Steckrübe
(ca. 400 g)
300 g Möhren
2 mittelgroße Kartoffeln
1 Zwiebel
1 Knoblauchzehe
1 kleiner Apfel
1 Scheibe Kasselernacken
(ca. 200 g)
1 ½ EL Öl
1 Lorbeerblatt
1 l Gemüsebrühe
(siehe Seite 161 oder Instant)
2 – 3 EL Weißweinessig
½ Bund Petersilie

Pro Portion: 23 g EW, 19 g F,
44 g KH, 11 g BST, 478 kcal

1 Steckrübe, Möhren und Kartoffeln schälen und in Würfel schneiden. Zwiebel und Knoblauch ebenfalls schälen und in feine Würfel schneiden. Den Apfel vierteln und schälen, entkernen und ebenfalls würfeln. Das Kasseler in etwa 2 cm große Würfel schneiden.

2 Das Öl in einem Topf erhitzen und Steckrübe, Möhren, Kartoffeln, Zwiebel und Knoblauch darin andünsten. Das Lorbeerblatt zweimal bis zur Blattrippe einreißen und mit der Brühe und dem Kasseler zum Gemüse geben. Alles bei mittlerer Hitze etwa 25 Minuten köcheln, dabei 10 Minuten vor Ende der Garzeit die Apfelwürfel hinzufügen.

3 Das Lorbeerblatt aus dem Eintopf nehmen und den Eintopf mit Essig abschmecken. Die Petersilie waschen und trocken schütteln, die Blätter abzupfen und fein hacken. Den Eintopf mit Petersilie bestreut servieren.

TIPP

Wenn man das Lorbeerblatt einige Male einreißt, zieht sein Aroma schneller in den Eintopf.

SUPPE STATT EINTOPF?

Sie mögen den Retro-Eintopf lieber dünnflüssig? Dann geben Sie einfach etwas mehr Brühe zum Gemüse. Für einen richtig sämigen Eintopf können Sie einen Teil des Gemüses auch pürieren. Also einfach mal kurz den Stabmixer in den Topf halten.

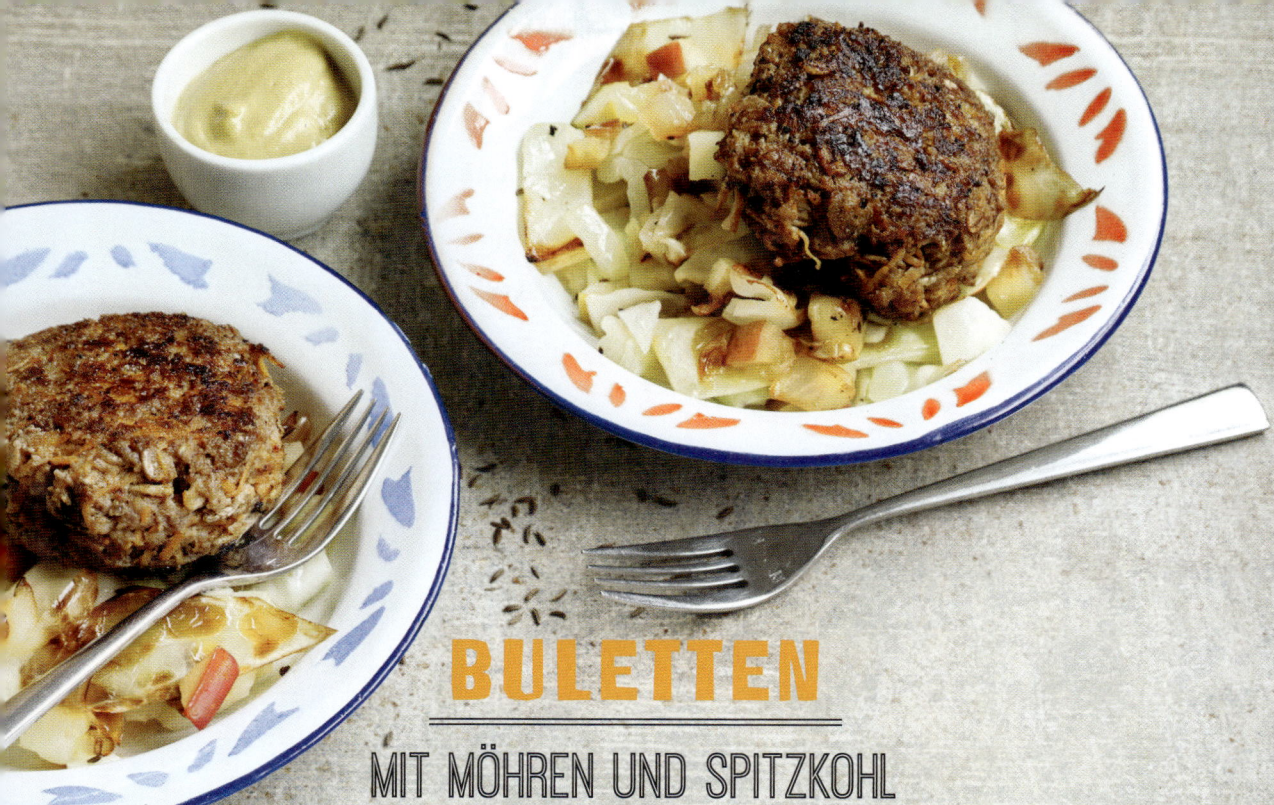

BULETTEN

MIT MÖHREN UND SPITZKOHL

Für 2 Personen:

1 große Möhre (ca. 100 g)
1 Knoblauchzehe
200 g Beefsteakhack (Tatar)
3 EL feine Haferflocken
2 EL Magerquark
1 Ei
Salz, Pfeffer
2 Zwiebeln
½ Spitzkohl (ca. 400 g)
1 kleiner Apfel
3 EL Rapsöl
½ TL ganzer Kümmel
1 – 2 EL Zitronensaft

Pro Portion: 36 g EW, 22 g F, 30 g KH, 9 g BST, 488 kcal

1 Die Möhre schälen und fein raspeln. Knoblauch schälen. Hackfleisch mit Möhre, durchgepresstem Knoblauch, Haferflocken, Quark und Ei mischen, salzen und pfeffern.

2 Die Zwiebeln schälen und in Streifen schneiden. Die Spitzkohlblätter ablösen und waschen, trocken tupfen und in Streifen schneiden. Den Apfel waschen und vierteln, entkernen und in Würfel schneiden.

3 In einer beschichteten Pfanne 1 EL Öl erhitzen. Mit angefeuchteten Händen aus der Hackmasse 4 Buletten formen und im Öl bei mittlerer Hitze auf beiden Seiten 5 bis 6 Minuten braten. Gleichzeitig die Zwiebeln im übrigen Öl andünsten. Spitzkohl und Apfel dazugeben, mit Kümmel, Salz und Pfeffer würzen und zugedeckt 5 Minuten knackig garen, mit Zitronensaft würzen. Die Buletten mit dem Spitzkohl servieren, nach Belieben Senf dazu reichen.

TIPP

Die Buletten schmecken auch mit knackig gegartem Rosen- oder Blumenkohl anstelle der Spitzkohlstreifen.

GEMÜSE-WOK

MIT RUMPSTEAK

Für 2 Personen:

1 walnussgroßes Stück Ingwer
1 Knoblauchzehe
5 EL Sojasauce
1 Rumpsteak (ca. 225 g)
150 g Zuckerschoten
1 rote Paprikaschote
2 Zwiebeln
50 g Mungobohnensprossen

80 g Buchweizennudeln
(Soba; aus dem Asialaden)
Salz
3 EL natives Kokosöl
2 – 3 EL Limettensaft
Salz, Chiliflocken

Pro Portion: 34 g EW, 21 g F, 37 g KH, 10 g BST, 500 kcal

1 Ingwer und Knoblauchzehe schälen und in feine Würfel schneiden. In einer flachen Schale mit 2 EL Sojasauce mischen. Das Fleisch quer zur Faser in dünne Streifen schneiden und in der Ingwer-Sojasaucen-Marinade wenden.

2 Die Zuckerschoten putzen, waschen und jeweils schräg in 3 bis 4 Stücke schneiden. Die Paprikaschote halbieren, entkernen, waschen und in dünne Streifen schneiden. Die Zwiebeln schälen, halbieren und in feine Spalten schneiden. Die Mungobohnensprossen in einem Sieb kalt abbrausen und gut abtropfen lassen.

3 Die Nudeln in reichlich Salzwasser nach Packungsanweisung bissfest garen. In ein Sieb abgießen und abtropfen lassen.

4 In einem beschichteten Wok oder einer großen Pfanne 2 EL Öl erhitzen und das Gemüse darin bei starker Hitze unter Rühren etwa 5 Minuten braten. Aus der Pfanne nehmen und warm halten.

5 Das restliche Öl in den Wok geben und das Fleisch darin bei starker Hitze 2 bis 3 Minuten anbraten. Limettensaft, restliche Sojasauce, Gemüse, Sprossen und Nudeln dazugeben, alles mischen und nochmals kurz erhitzen. Den Gemüse-Wok mit etwas Salz und Chiliflocken abschmecken.

TiPP
Mungobohnensprossen eignen sich prima als Topping für Salate oder knackige Einlage in Suppen. Am besten frisch verwenden oder maximal 2 Tage aufbewahren.

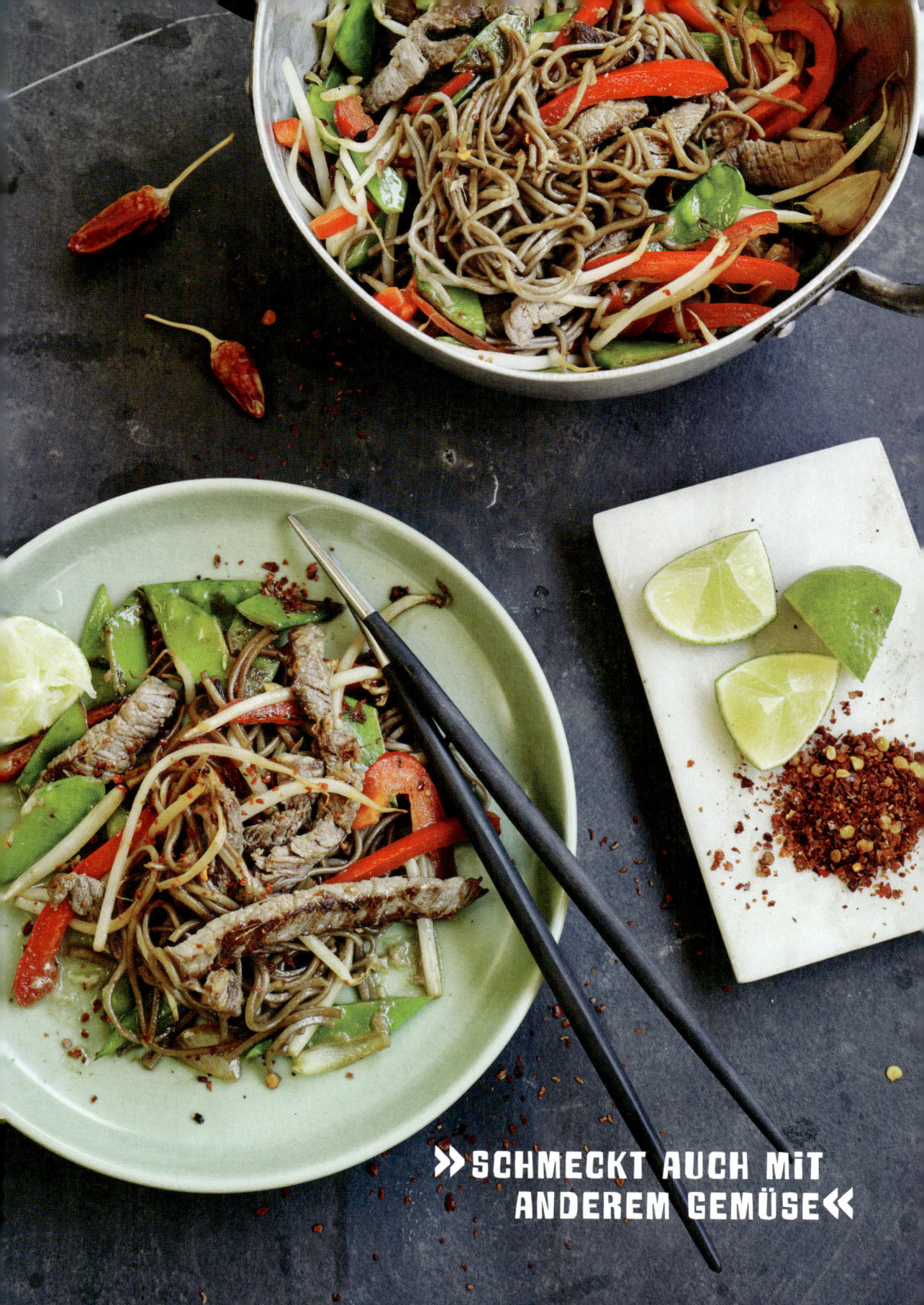

>> SCHMECKT AUCH MIT
ANDEREM GEMÜSE <<

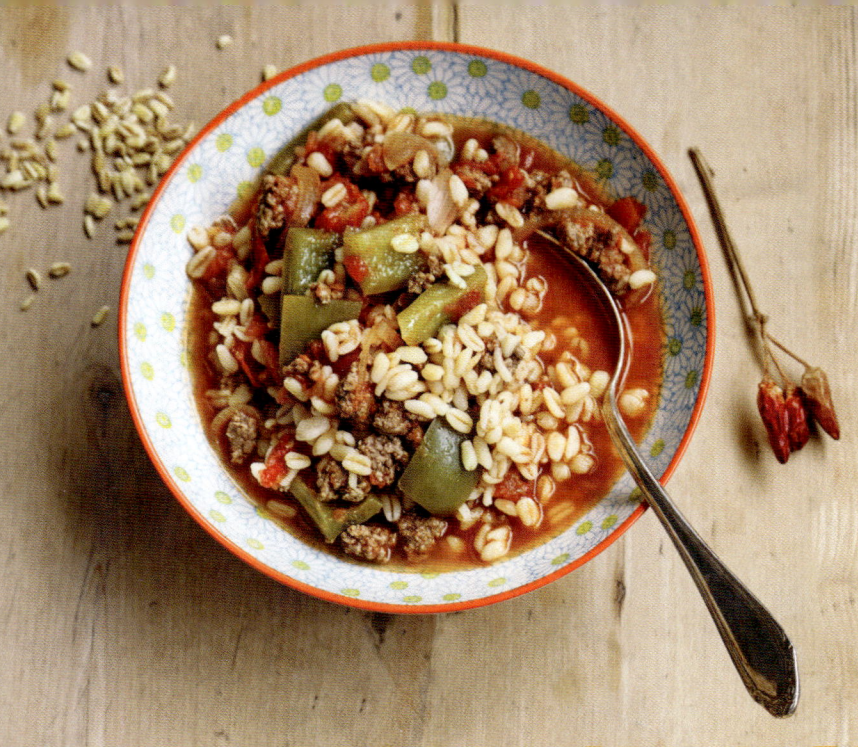

ZARTWEIZEN-CHILI

MIT PAPRIKA UND HACKFLEISCH

Für 2 Personen:
125 g Zartweizen, Salz
2 Zwiebeln
2 Knoblauchzehen
1 große grüne Paprikaschote
½ – 1 rote Chilischote
1 EL Rapsöl
200 g Rinderhackfleisch
1 Lorbeerblatt
100 ml Gemüsebrühe
(siehe Seite 161 oder Instant)
1 Dose Tomatenstücke
(ca. 400 g)
gemahlener Kreuzkümmel

Pro Portion: 31 g EW, 20 g F,
53 g KH, 8 g BST, 535 kcal

1 Den Zartweizen in nur leicht gesalzenem Wasser nach Packungsanweisung bissfest garen. In ein Sieb abgießen und abtropfen lassen. Inzwischen Zwiebeln und Knoblauch schälen, Zwiebeln in halbe Ringe, Knoblauch in feine Scheiben schneiden. Die Paprika halbieren, entkernen, waschen und in 4 cm große Würfel schneiden. Chili längs halbieren, entkernen, waschen und in feine Ringe schneiden.

2 Das Öl in einem Topf erhitzen und das Hackfleisch darin bei mittlerer Hitze unter Rühren krümelig anbraten. Zwiebeln, Knoblauch und Chili dazugeben und mit andünsten. Das Lorbeerblatt zweimal bis zur Blattrippe einreißen und mit Paprika, Brühe und Tomaten hinzufügen. Alles zugedeckt bei mittlerer Hitze 10 bis 15 Minuten garen. Dann den Zartweizen unterheben und kurz erhitzen. Zum Servieren das Lorbeerblatt entfernen und das Chili mit Salz und Kreuzkümmel abschmecken.

GEWÜRZ-BULGUR

MIT GEFLÜGELLEBER

Für 2 Personen:
1 Knoblauchzehe, 2 Zwiebeln
1 kleiner Apfel
250 g Geflügelleber
2 EL Butter, ½ TL Zimtpulver
je 1 – 2 Msp. gemahlener
Kreuzkümmel und Kardamom
sowie Nelkenpulver und
Cayennepfeffer
100 g Bulgur
200 ml Gemüsebrühe
(siehe Seite 161 oder Instant)
Salz, Pfeffer

Pro Portion: 33 g EW, 19 g F,
47 g KH, 7 g BST, 510 kcal

1 Knoblauch und Zwiebeln schälen, die Zwiebeln in Streifen schneiden. Apfel waschen, vierteln, entkernen und in Spalten schneiden. Die Leber waschen und trocken tupfen.

2 In einem Topf 1 TL Butter zerlassen und die durchgepresste Knoblauchzehe darin andünsten. Die Gewürze hinzufügen und etwa 30 Sekunden mitdünsten. Bulgur und Brühe dazugeben, alles zugedeckt 10 bis 12 Minuten garen.

3 Inzwischen die übrige Butter in einer Pfanne zerlassen und die Zwiebeln darin andünsten. Die Apfelspalten dazugeben und 3 bis 4 Minuten mitdünsten. Apfel und Zwiebeln zur Seite schieben und die Leber 4 bis 5 Minuten braten, dabei ab und zu wenden, salzen und pfeffern. Den Bulgur mit Leber und Zwiebelgemüse servieren.

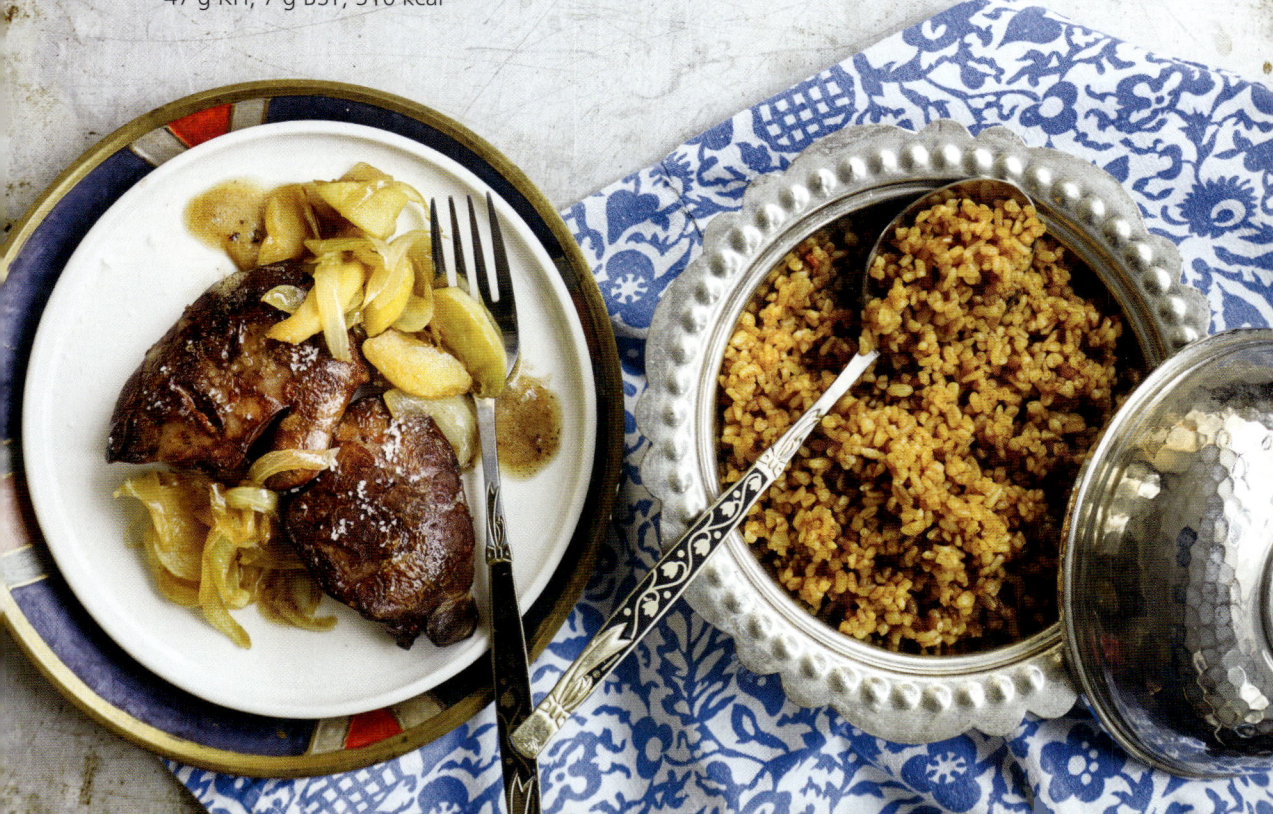

ERBSENEINTOPF

MIT HACKKLÖSSCHEN

Für 2 Personen:
100 g getrocknete grüne
oder gelbe Erbsen
1 l Gemüsebrühe
(siehe Seite 161 oder Instant)
1 Bund Suppengrün
1 mittelgroße Kartoffel
150 g Rinderhackfleisch
1 Eigelb
2 EL Semmelbrösel
Salz, Pfeffer
1 – 2 TL getrocknete oder
1 – 2 EL tiefgekühlte italie-
nische Kräuter
1 TL Rapsöl
2 EL saure Sahne
1 Zweig Salbei
1 – 2 EL Aceto balsamico

Pro Portion: 34 g EW, 22 g F,
43 g KH, 13 g BST, 544 kcal

1 Am Vortag die Erbsen mit Wasser bedecken und über Nacht einweichen. Am nächsten Tag die Erbsen in ein Sieb abgießen und abtropfen lassen. Dann in der Brühe zugedeckt bei schwacher Hitze 1½ Stunden garen.

2 Inzwischen das Suppengrün putzen und waschen bzw. schälen und würfeln. Die Kartoffel schälen und würfeln, mit dem Suppengrün nach 1 Stunde zu den Erbsen geben und alles noch 30 Minuten garen (eventuell den Lauch vom Suppengrün erst nach 25 Minuten dazugeben).

3 Inzwischen Hackfleisch mit Eigelb und Semmelbröseln verkneten und mit Salz, Pfeffer und Kräutern würzen. Mit angefeuchteten Händen aus der Hackmasse kirschgroße Bällchen formen. In einer beschichteten Pfanne im Öl bei mittlerer Hitze etwa 6 Minuten rundherum braun braten.

4 Zum Servieren die saure Sahne in den Eintopf rühren, Hackbällchen dazugeben. Salbei waschen und trocken schütteln, die Blätter abzupfen und in Streifen schneiden. Den Eintopf mit Salbei bestreuen und mit Essig beträufeln.

HIER LOHNT SICH EIN VORRAT!

Einfach die doppelte oder dreifache Menge des Eintopfs kochen und portionsweise einfrieren. Dann können Sie jederzeit eine schnelle Mahlzeit auf den Tisch zaubern. Statt Hackklößchen passen auch magere Wiener Würstchen in den Eintopf.

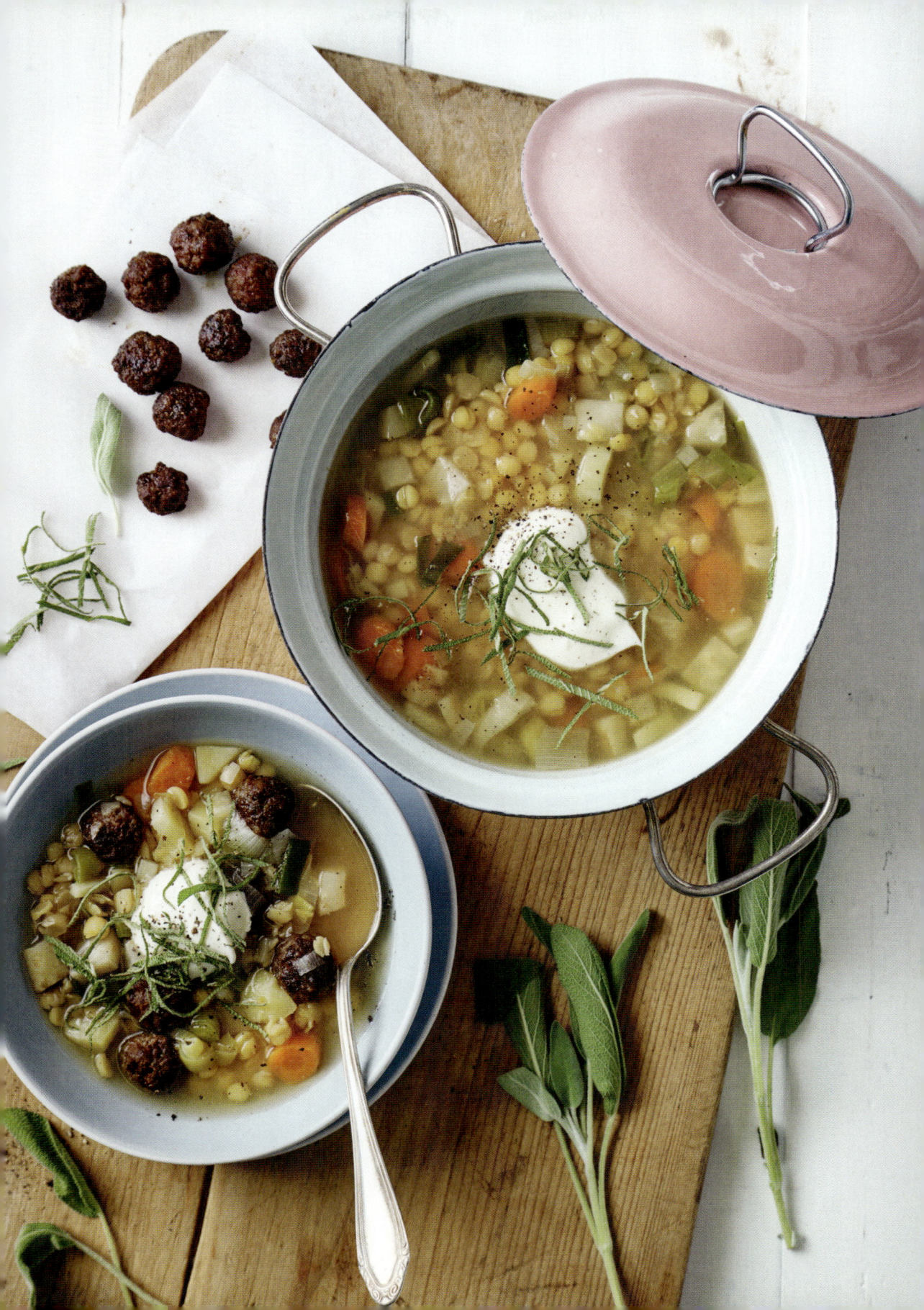

SOMMERROLLEN

MIT CHINAKOHL UND ROASTBEEF

Für 2 Personen:
100 g Chinakohl
1 große Möhre (ca. 100 g)
50 g Alfalfa-Sprossen (oder
andere kleine Sprossen)
½ Bund Thai-Basilikum
(ersatzweise Basilikum
oder Koriander)
50 g Erdnüsse (geröstet und
gesalzen)
150 g Roastbeef (in Scheiben)
1 EL Limettensaft
1 EL Sojasauce
10 – 12 Blätter Reispapier
(ca. 20 x 20 cm)
40 ml Fischsauce
1 – 2 EL Reisessig (ersatzweise
Obst- oder Weinessig)
Chiliflocken

Pro Portion: 35 g EW, 21 g F,
36 g KH, 6 g BST, 483 kcal

1 Den Chinakohl putzen und waschen, trocken tupfen und in feine Streifen schneiden. Die Möhre schälen und grob raspeln. Die Sprossen in einem Sieb kalt abbrausen und gut abtropfen lassen.

2 Das Thai-Basilikum waschen, trocken schütteln und die Blätter von den Stielen zupfen. Erdnüsse grob hacken. Roastbeef in Streifen schneiden. Alle vorbereiteten Zutaten mit Limettensaft und Sojasauce zu einer Füllung mischen.

3 Eine Schüssel mit Wasser bereitstellen. Die Reispapierblätter kurz in das Wasser tauchen und auf die Arbeitsfläche legen – nach 1 bis 2 Minuten sind die Reispapierblätter weich. Auf die Mitte jeweils 1 bis 2 EL Füllung geben, die Seiten etwas einklappen und die Reispapierblätter behutsam, aber nicht zu locker aufrollen. Die Röllchen halten ohne „Befestigung", das Reispapier klebt von selbst fest. Die Sommerrollen auf eine Platte legen und mit Frischhaltefolie abdecken.

4 Zum Servieren Fischsauce mit Essig und 1 Prise Chiliflocken mischen, als Dip zu den Sommerrollen reichen.

RUND, EINFACH, GUT

Die Sommerrollen eignen sich super zum Mitnehmen – am besten in einer gut schließenden Dose, dann trocknen sie nicht aus. Zutaten für die asiatische Küche erhalten Sie nicht nur in speziellen Asialäden, längst bieten auch große Supermärkte die entsprechenden Waren an.

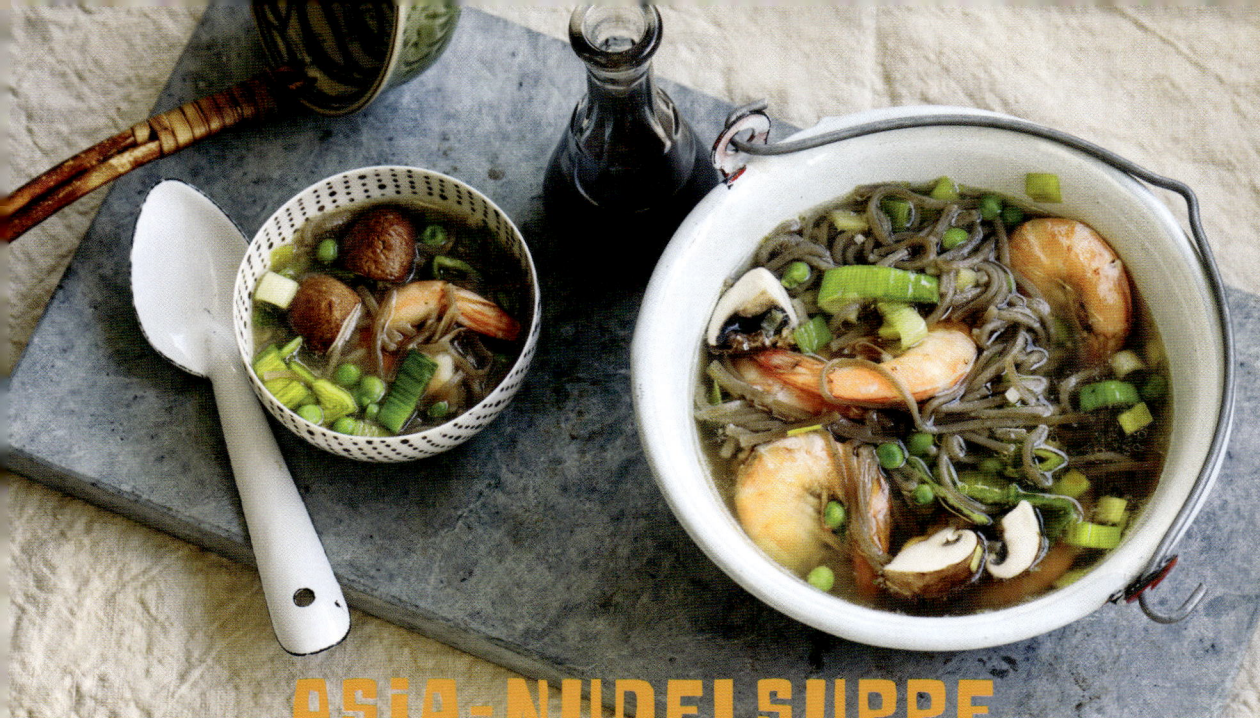

ASIA-NUDELSUPPE

MIT GARNELEN

Für 2 Personen:
1 walnussgroßes Stück
Ingwer
1 Knoblauchzehe
1 Stange Lauch
150 g braune Champignons
200 g küchenfertige Garnelen
2 EL natives Kokosöl
1 l Gemüsebrühe
(siehe Seite 161 oder Instant)
100 g Buchweizennudeln
(Soba; aus dem Asialaden)
3 EL tiefgekühlte Erbsen
2 – 3 EL Zitronensaft
2 – 3 EL Sojasauce
1 EL geröstetes Sesamöl

Pro Portion: 33 g EW, 18 g F,
50 g KH, 8 g BST, 505 kcal

1 Ingwer und Knoblauch schälen und fein hacken. Den Lauch putzen, längs halbieren, waschen und in Halbringe schneiden. Die Pilze putzen, falls nötig, mit Küchenpapier trocken abreiben und in Scheiben schneiden. Die Garnelen kalt abbrausen und trocken tupfen.

2 Das Öl in einem Topf erhitzen und Ingwer und Knoblauch darin andünsten. Brühe dazugießen und aufkochen. Die Buchweizennudeln in der Würzbrühe nach Packungsanweisung garen. Garnelen, Erbsen, Lauch und Pilze etwa 2 Minuten vor Ende der Garzeit hinzufügen und mitgaren.

3 Die Asia-Nudelsuppe mit Zitronensaft und Sojasauce abschmecken, in Suppenschalen füllen und zum Servieren mit Sesamöl beträufeln.

TIPP

Anstelle der japanischen Sobanudeln können Sie auch andere Vollkornnudeln, etwa aus Dinkel oder Emmer, verwenden.

PAK-CHOI-RISOTTO

MIT GEBRATENEM TINTENFISCH

Für 2 Personen:
1 Zwiebel
1 Knoblauchzehe
250 g Pak Choi
1 unbehandelte Orange
2 EL Olivenöl
100 g Risottoreis (siehe Tipp)
ca. 400 ml heiße Gemüse-
brühe (siehe Seite 161
oder Instant)
200 g küchenfertige Tintenfischtuben (frisch oder tiefgekühlt und aufgetaut)
Salz
½ TL rosa Pfefferbeeren
3 EL geriebener Parmesan
1 EL Butter

Pro Portion: 25 g EW, 21 g F,
49 g KH, 4 g BST, 500 kcal

1 Zwiebel und Knoblauch schälen und in feine Würfel schneiden. Pak Choi putzen und waschen, die Stiele in Würfel, die Blätter in dünne Streifen schneiden. Die Orange heiß waschen, trocken reiben und 2 TL Schale fein abreiben. Dann die Frucht halbieren und den Saft auspressen.

2 Zwiebel und Knoblauch in einem Topf in 1 EL Öl bei schwacher Hitze andünsten. Reis dazugeben und kurz mit andünsten. Orangensaft dazugießen und fast vollständig einkochen lassen. So viel Brühe hinzufügen, dass der Reis eben bedeckt ist. Dann offen bei schwacher Hitze etwa 25 Minuten garen, dabei ab und zu umrühren und etwas Brühe dazugießen. Etwa 10 Minuten vor Garzeitende die Pak-Choi-Stiele, 5 Minuten später die -Blätter unterheben.

3 Inzwischen Tintenfischtuben waschen, trocken tupfen und in Ringe schneiden. Übriges Öl in einer Pfanne erhitzen und die Tintenfischringe darin unter Rühren 3 bis 4 Minuten braten. Mit Salz und zerdrückten Pfefferbeeren würzen. Zum Servieren Parmesan und Butter unterheben und den Risotto abschmecken. Die Tintenfischringe unter-mischen und den Risotto mit Orangenschale bestreuen.

VARIIEREN ERLAUBT!

Wer kein Freund von Tintenfisch ist, verwendet die gleiche Menge helles Fischfilet (Lengfisch oder Kabeljau) oder brät Geflügelfleisch in Streifen. Wenn Sie gerade keinen Risot-toreis zur Hand haben, können Sie genauso Milchreis ver-wenden – den gibt es auch als Vollkornvariante.

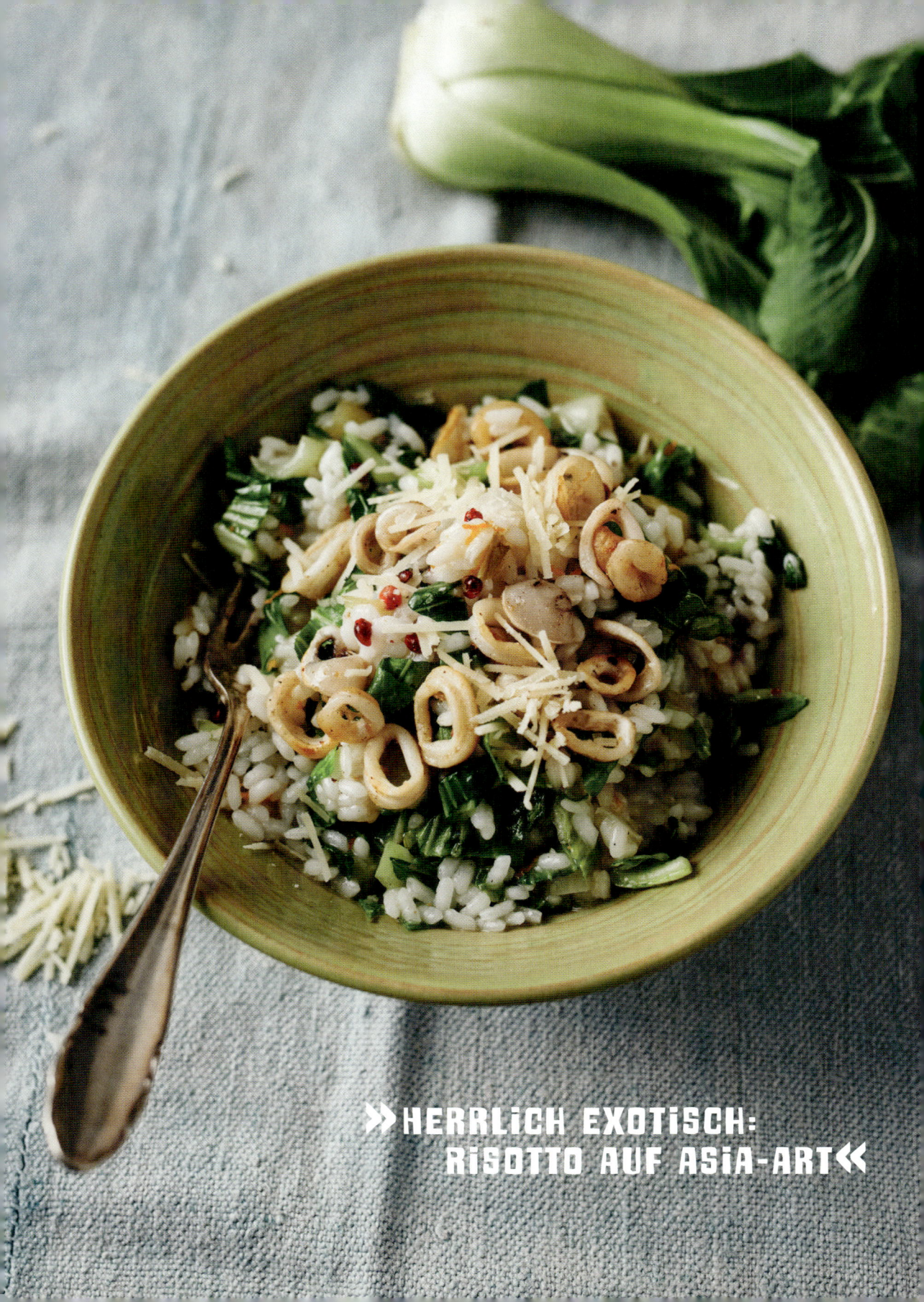

>>HERRLiCH EXOTiSCH:
RiSOTTO AUF ASiA-ART<<

KRÄUTERFORELLEN

MIT APFEL-MÖHREN-ROHKOST

Für 2 Personen:

je 2 – 3 Zweige Rosmarin,
Thymian und Oregano
2 Knoblauchzehen
2 Forellen (à 250 – 300 g;
küchenfertig)
Salz, Pfeffer
6 EL Weißwein
(ersatzweise Gemüsebrühe;
siehe Seite 161 oder Instant)
1 Apfel
300 g Möhren
½ Zitrone
30 g grob gehackte
Haselnüsse
1 EL Haselnussöl
½ Bund Kerbel
Bratschlauch

Pro Portion: 43 g EW, 20 g F,
23 g KH, 7 g BST, 477 kcal

1 Den Backofen auf 200 °C vorheizen. Kräuter waschen und trocken schütteln, große Zweige klein zupfen. Den Knoblauch schälen und in dünne Scheiben schneiden.

2 Die Forellen innen und außen waschen und mit Salz und Pfeffer würzen, dann mit der Hälfte der Kräuter und des Knoblauchs füllen. Einen Bratschlauch an einer Seite fest mit Küchengarn verschließen, Forellen und Wein einfüllen.

3 Die Forellen mit den übrigen Kräutern und Knoblauch belegen, den Bratschlauch mit Küchengarn verschließen und auf ein tiefes Backblech legen. Die Folie an der Oberseite etwas einschneiden und die Kräuterforellen im Ofen auf der mittleren Schiene etwa 25 Minuten garen.

4 Inzwischen den Apfel schälen, vierteln und entkernen. Die Möhren schälen und mit den Apfelvierteln grob raspeln. Die Zitronenhälfte auspressen und mit den Nüssen und dem Nussöl verrühren. Die Vinaigrette sofort unter die Rohkostraspel heben.

5 Den Kerbel waschen, trocken schütteln und die Blätter über die Rohkost zupfen. Die Kräuterforellen aus dem Ofen nehmen und die Folie öffnen (Vorsicht, beim Öffnen tritt heißer Dampf aus!). Die Fische mit Rohkost servieren.

TiPP

Schmeckt auch – und geht ganz schnell: Die nussig-würzige Apfel-Möhren-Rohkost können Sie genauso gut zu geräucherten Forellen- oder Makrelenfilets servieren.

MÖHREN-RÖSTI

MIT MATJES-HÄCKERLE

Für 2 Personen:

400 g Kartoffeln

1 große Möhre

2 Zwiebeln

Salz, Pfeffer

frisch geriebene Muskatnuss

1 EL Rapsöl

¼ Salatgurke

1 kleiner Apfel

150 g Matjesfilet

1 Gewürzgurke

½ Bund Petersilie

1 EL Zitronensaft

150 g Naturjoghurt

Pro Portion: 19 g EW, 20 g F, 45 g KH, 6 g BST, 464 kcal

1 Kartoffeln, Möhre und Zwiebeln schälen. ½ Zwiebel für das Häckerle beiseitestellen, übrige Zwiebeln, Möhre und Kartoffeln fein reiben. Die Masse in ein Sieb geben und gut ausdrücken, dabei die austretende Flüssigkeit in einer Schüssel auffangen. Sobald sich die Stärke am Schüsselboden abgesetzt hat, das Wasser abgießen. Die abgesetzte Stärke zur Kartoffel-Möhren-Masse geben und alles mit Salz, Pfeffer und Muskatnuss würzen.

2 In einer kleinen beschichteten Pfanne 1 TL Öl erhitzen und die Kartoffel-Möhren-Masse hineingeben. Mit dem Löffelrücken glatt verstreichen und fest andrücken. Die Rösti bei mittlerer Hitze 5 bis 6 Minuten braun braten. Dann mithilfe eines Tellers wenden, dabei das restliche Öl dazugeben und die Rösti auf der anderen Seite ebenfalls 5 bis 6 Minuten braten.

3 Inzwischen die Gurke schälen und die Kerne mit einem Löffel herauslösen. Den Apfel schälen, vierteln und entkernen. Gurke, Apfel, beiseitegelegte Zwiebel, Matjes und Gewürzgurke in feine Würfel schneiden. Petersilie waschen und trocken schütteln, die Blätter abzupfen und fein hacken. Zitronensaft und Joghurt mit den vorbereiteten Häckerle-Zutaten mischen, alles mit wenig Salz und Pfeffer würzen.

4 Die Rösti aus der Pfanne gleiten lassen, halbieren und auf Teller verteilen. Mit dem Matjes-Häckerle servieren.

FiSCH-SALTiMBOCCA

MIT PASTINAKENSTAMPF

Für 2 Personen:
300 g Kartoffeln
200 g Pastinaken
Salz
1 Knoblauchzehe
½ Bund Basilikum
100 ml Milch
einige EL Gemüsebrühe
(siehe Seite 161 oder Instant)
Pfeffer
frisch geriebene Muskatnuss
250 g grüne Bohnen
1 EL Butter
300 g Seelachsfilet
(in 4 Streifen geschnitten)
1 – 2 EL Zitronensaft
1 Stiel Salbei
2 Scheiben Parmaschinken
1 EL Butterschmalz

Pro Portion: 39 g EW, 22 g F, 37 g KH, 6 g BST, 523 kcal

1 Die Kartoffeln und Pastinaken schälen und in Würfel schneiden. Alles in einem Topf in wenig Salzwasser mit dem geschälten Knoblauch 20 bis 25 Minuten weich kochen.

2 Inzwischen das Basilikum waschen und trocken schütteln, die Blätter abzupfen und fein hacken. Das Gemüse abgießen und kurz ausdampfen lassen. Mit einem Kartoffelstampfer zerkleinern und die Milch unterrühren. Die Brühe nach und nach bis zur gewünschten Konsistenz dazugeben. Den Pastinakenstampf mit Salz, Pfeffer und Muskatnuss würzen und zuletzt das Basilikum unterheben.

3 Die Bohnen putzen, waschen und in wenig Salzwasser etwa 10 Minuten garen. Abgießen und die Butter darüber zerlassen. Seelachs waschen und trocken tupfen, eventuell vorhandene Gräten entfernen. Fisch mit Salz, Pfeffer und Zitronensaft würzen. Salbei waschen, trocken schütteln und die Blätter abzupfen. Jedes Fischstück mit 2 Salbeiblättern belegen und mit ½ Schinkenscheibe umwickeln.

4 Das Schmalz in einer beschichteten Pfanne erhitzen und die Fischpäckchen darin bei mittlerer Hitze auf beiden Seiten 2 bis 3 Minuten braten. Fisch-Saltimbocca mit Stampf und Butterbohnen auf Tellern anrichten.

STAMPF-IDEEN

Probieren Sie auch einmal einen Kartoffel-Möhren- oder Kartoffel-Wirsing-Stampf. Ebenfalls sehr lecker und wunderbar sättigend: bissfest gegarte Kaviar-Linsen oder Kichererbsen unter den Pastinakenstampf mischen.

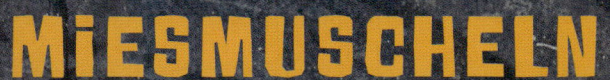

MIESMUSCHELN

IM FENCHELSUD

Für 2 Personen:
1 ½ kg Miesmuscheln
1 Zwiebel, 1 Knoblauchzehe
1 Fenchelknolle (ca. 300 g)
2 EL Oliven- oder Rapsöl
100 ml trockener Weißwein
100 ml Gemüsebrühe
(siehe Seite 161 oder Instant)
1 – 2 Msp. Chiliflocken
1 EL Crème fraîche, Salz
½ Vollkornbaguette

Pro Portion: 32 g EW, 21 g F,
39 g KH, 8 g BST, 509 kcal

1 Die Muscheln unter fließendem kaltem Wasser gründlich säubern, dabei bereits geöffnete Exemplare aussortieren. Zwiebel und Knoblauch schälen und in Scheiben schneiden. Fenchel putzen, waschen und in feine Streifen schneiden. Fenchelgrün waschen, trocken schütteln und fein schneiden.

2 Fenchel, Zwiebel und Knoblauch in einem Topf im Öl andünsten. Wein, Brühe und Chiliflocken dazugeben und alles aufkochen. Muscheln hinzufügen und zugedeckt bei mittlerer Hitze 6 bis 8 Minuten kochen. In Schüsseln anrichten, dabei geschlossene Muscheln entfernen. Die Crème fraîche und das Fenchelgrün unter den Sud rühren, mit wenig Salz würzen. Etwas Fenchelsud über die Muscheln gießen, den Rest zum Dippen mit dem Baguette dazu reichen.

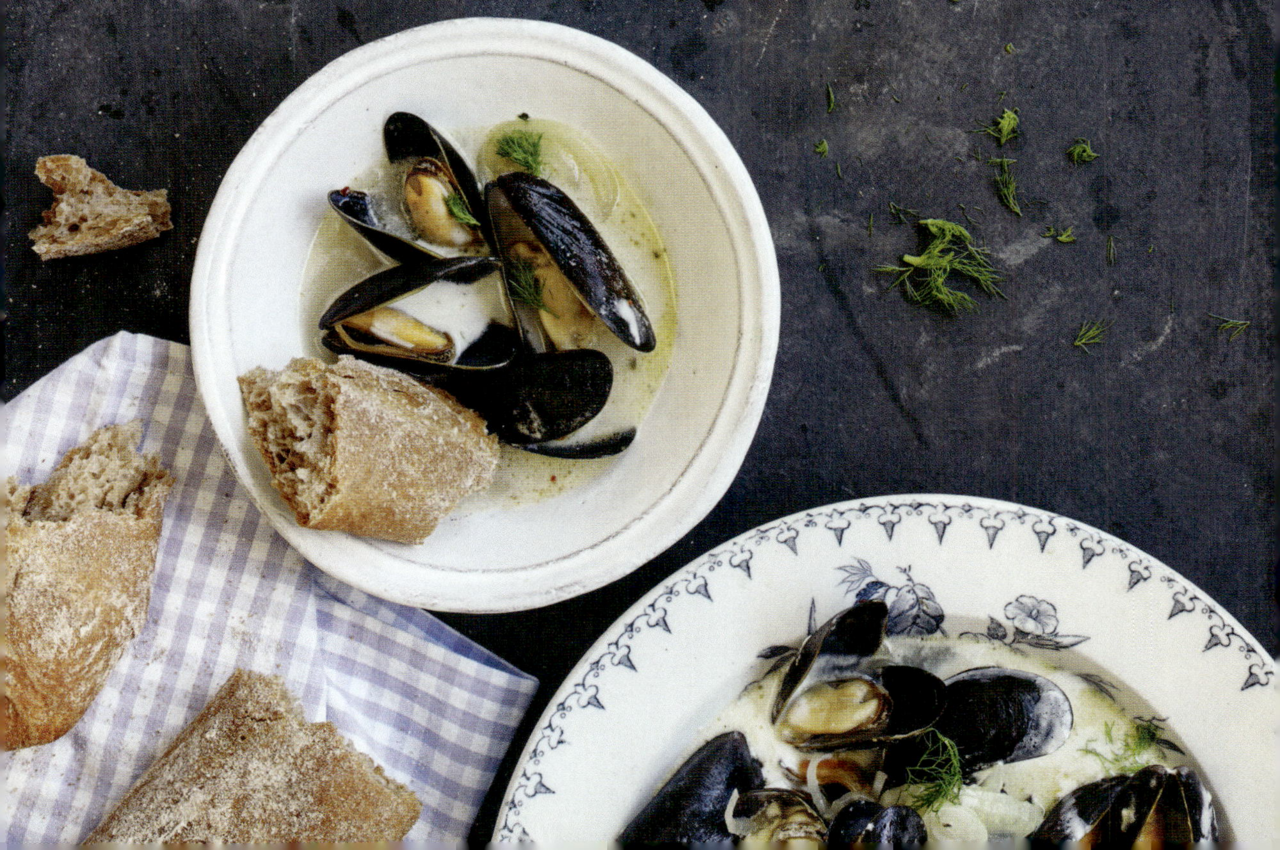

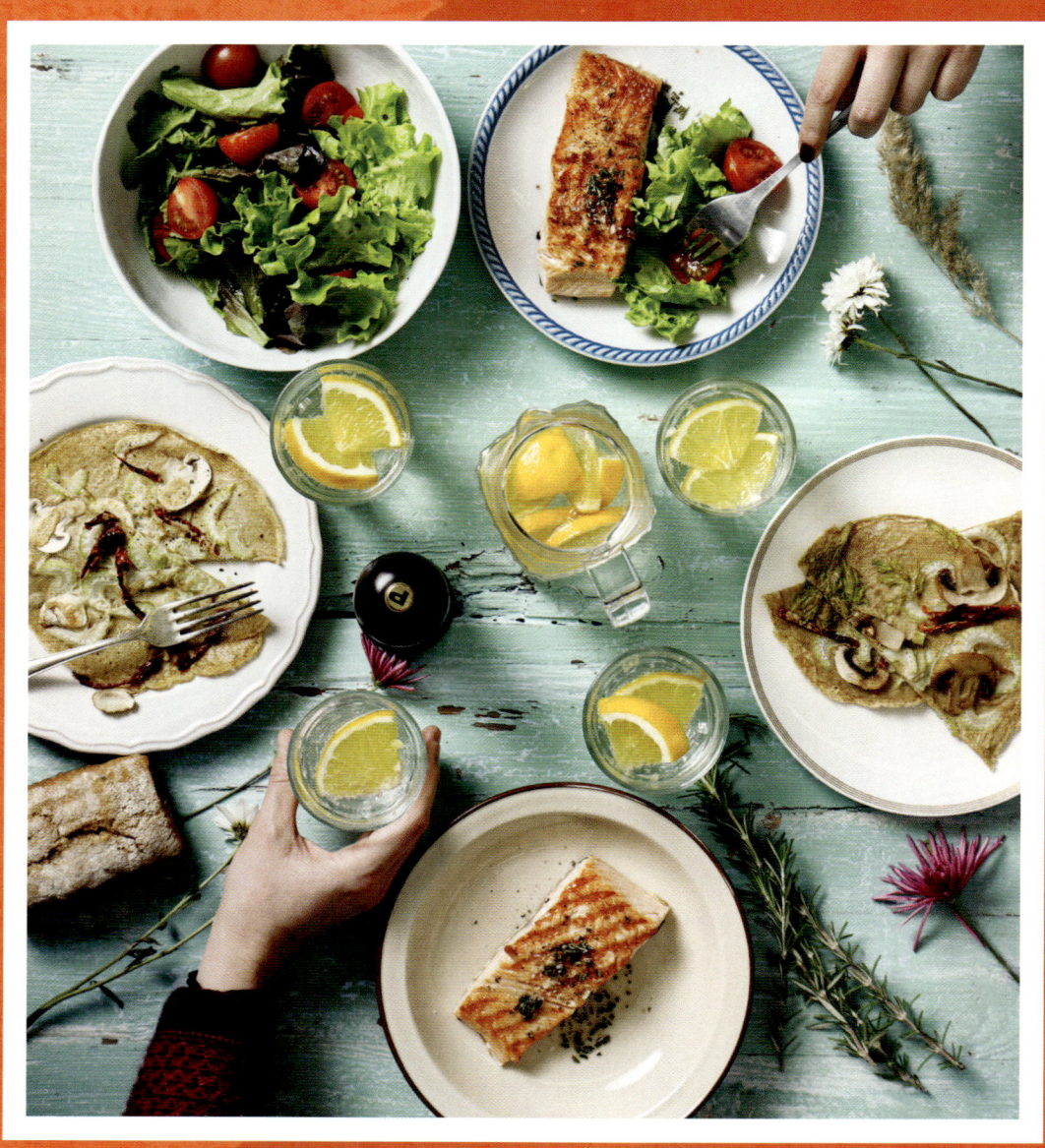

UNBESCHWERT GENIESSEN

Farbenfroh und saftig frisch? Oder lieber handfest und gehaltvoll?
Wer gerade nicht fastet, genießt es zu essen, wonach ihm der Sinn
steht. Ohne Einschränkung und akribische Kalorienzählerei.
Also einfach die nächsten Seiten durchblättern und den Speisezettel
spontan beschließen. Denn hier kommen Anregungen für eine
echte Wohlfühlküche, die von Abwechslung und Vielfalt lebt.

WALDORFSALAT

MIT KARDAMOM

Für 2 Personen:
2 EL Walnüsse
1 – 2 Äpfel (ca. 250 g)
300 g Knollensellerie
100 g griech. Joghurt
(10 % Fett)
abgeriebene Schale und Saft
von ½ unbehandelten Zitrone
1 EL Walnussöl
Salz, Pfeffer
½ TL gemahlener Kardamom
1 Mini-Romanasalat
1 TL getrocknete Gojibeeren
(oder andere Beeren)

Pro Portion: 6 g EW, 17 g F,
24 g KH, 8 g BST, 300 kcal

1 Die Walnüsse grob hacken und in einer beschichteten Pfanne ohne Fett rösten, bis sie zu duften beginnen. Herausnehmen und etwas abkühlen lassen.

2 Die Äpfel waschen, vierteln und entkernen. Den Sellerie schälen und mit den Äpfeln grob raspeln. Die Raspel sofort mit Joghurt, Walnüssen, Zitronenschale und -saft sowie Öl verrühren. Den Waldorfsalat mit Salz, Pfeffer und Kardamom kräftig würzen. Vor dem Servieren mindestens 20 Minuten durchziehen lassen, danach nochmals kräftig abschmecken.

3 Inzwischen den Romanasalat in Blätter zerteilen, die Blätter putzen, waschen und trocken tupfen. Eine Schale mit den Romanablättern auslegen und den Waldorfsalat darauf anrichten. Zum Servieren die Gojibeeren auf den Waldorfsalat streuen.

TiPP

Doppelt wirkt besser: Zu den Walnüssen gesellt sich hier auch noch ein Walnussöl – ein wertvoller Lieferant für Alpha-Linolensäure, eine Omega-6-Fettsäure, die wichtige Immunfunktionen im Körper übernimmt.

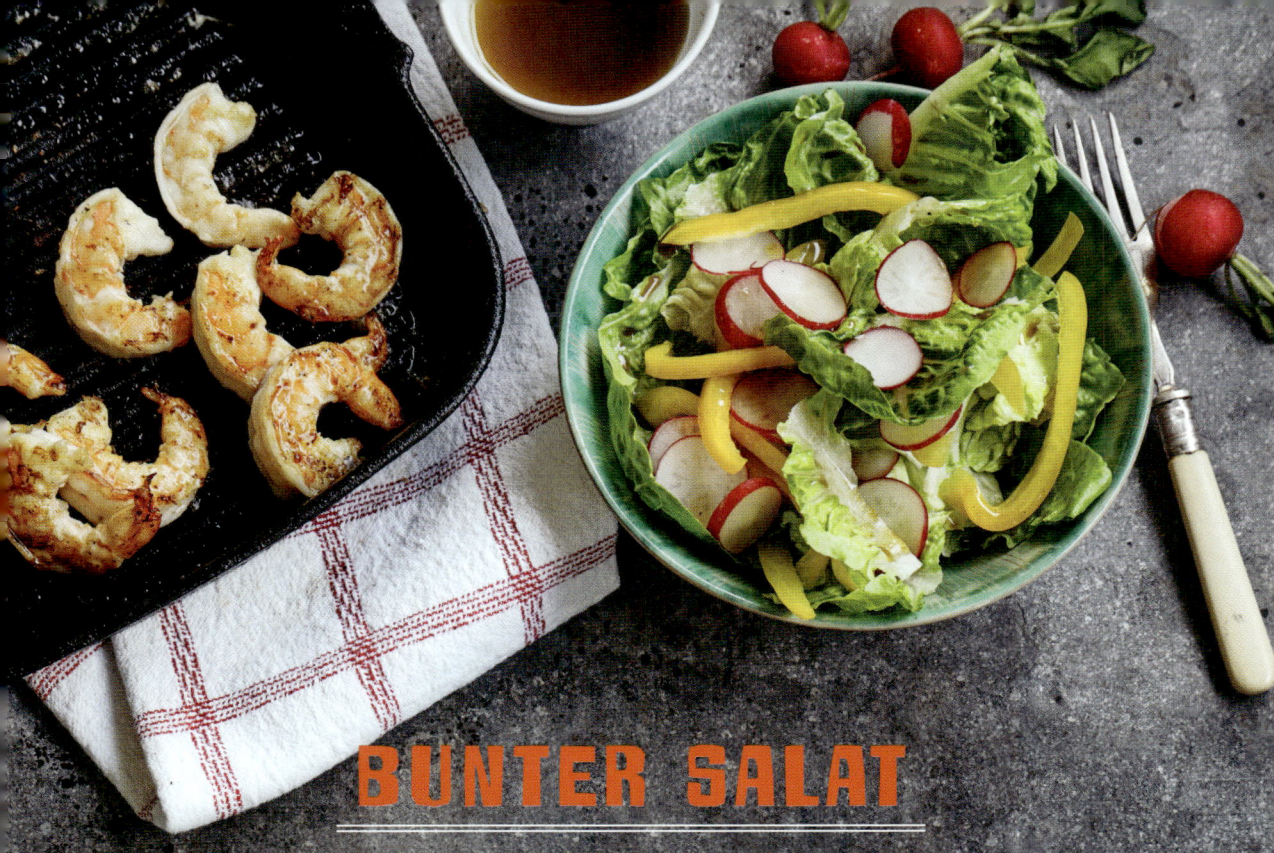

BUNTER SALAT

MIT KING PRAWNS

Für 2 Personen:
1 Mini-Romanasalat
½ gelbe Paprikaschote
½ Bund Radieschen
1 EL Kapern
220 g rohe, geschälte
King Prawns
(aus Wildfang, tiefgekühlt
und aufgetaut)
2 EL Olivenöl
Salz, Pfeffer
2 EL Rotweinessig
1 EL Sojasauce

Pro Portion: 22 g EW, 12 g F,
4 g KH, 2 g BST, 225 kcal

1 Den Salat putzen und waschen, trocken schleudern und in mundgerechte Stücke schneiden. Die Paprikahälfte entkernen, waschen und in Streifen schneiden. Die Radieschen putzen, waschen und in Scheiben schneiden.

2 Den Salat in eine flache Schale geben und Paprikastreifen, Radieschen und Kapern darauf verteilen.

3 Die King Prawns kalt abbrausen und trocken tupfen. In einer beschichteten Pfanne 1 EL Öl erhitzen und die King Prawns darin braten, bis sie leicht gebräunt sind und eine rötliche Farbe angenommen haben. Mit Salz und Pfeffer würzen und herausnehmen.

4 Den Bratsatz mit Essig und Sojasauce lösen und das restliche Öl unterrühren. Den Sud eventuell leicht salzen und auf dem Salat verteilen. Zum Servieren die King Prawns auf den Salat setzen.

CHICORÉESALAT

MIT LINSEN

Für 2 Personen:
100 g Linsen (aus der Dose; siehe Tipp)
1 große Staude Chicorée
2 Frühlingszwiebeln
100 g Cocktailtomaten
1 EL Weißweinessig
1 EL Sojasauce
Salz, Pfeffer
1 Knoblauchzehe
1 EL Walnussöl
20 g Walnüsse

Pro Portion: 8 g EW, 12 g F, 15 g KH, 5 g BST, 222 kcal

1 Die Linsen in ein Sieb abgießen, kalt abbrausen und abtropfen lassen. Dann in eine Schüssel geben.

2 Den Chicorée putzen, waschen und trocken schleudern, die Blätter in feine Streifen schneiden. Die Frühlingszwiebeln putzen, waschen und in feine Ringe schneiden. Die Tomaten waschen und halbieren. Das vorbereitete Gemüse unter die Linsen mischen.

3 Für die Vinaigrette Essig, Sojasauce, wenig Salz und Pfeffer verquirlen. Den Knoblauch schälen und dazupressen. Zuletzt das Öl unterschlagen.

4 Die Vinaigrette unter das Linsengemüse mischen und den Salat einige Minuten durchziehen lassen. Inzwischen die Walnüsse fein hacken. Zum Servieren den Salat nochmals mit Salz und Pfeffer abschmecken und die Walnüsse darüberstreuen.

SLOW COOKING

Wer sich beim Kochen gern etwas mehr Zeit nimmt, gart die Linsen selbst. Die preiswerten großen Tellerlinsen brauchen 40 bis 45 Minuten, die kleineren Pardina-, Puy- oder Kaviar-Linsen sind in 20 bis 30 Minuten gar. Besonders attraktiv sehen übrigens die tiefschwarzen Beluga-Linsen aus. Auch sehr lecker: die kleinen bräunlichen Berglinsen.

MÖHRENROHKOST

MIT MEERRETTICHCREME

Für 2 Personen:
500 g Möhren
150 g Ananasfruchtfleisch
2 EL Zitronensaft
Salz, Pfeffer
1 kleines Stück Meer-
rettichwurzel
2 EL Schmand
1 TL Kürbiskerne

Pro Portion: 4 g EW, 8 g F,
25 g KH, 8 g BST, 215 kcal

1 Die Möhren schälen und grob raspeln. Die Ananas in kleine Stücke schneiden. Beides mit Zitronensaft, Salz und Pfeffer in einer Schüssel mischen.

2 Den Meerrettich schälen, fein reiben und mit Schmand mischen, mit Salz kräftig abschmecken. Rohkost jeweils mit 1 Klecks Meerrettichcreme und Kürbiskernen servieren.

TIPP

Frischer Meerrettich enthält reichlich Senföle, die ihm seine anregende Schärfe verleihen. Achten Sie beim Einkauf darauf, dass die Schale unverletzt ist und sich die Wurzel fest anfühlt.

TOMATEN

MIT PETERSILIEN-SAMBOL

Für 4 Personen:
3 EL Kokosraspel
125 ml heiße Milch
2 Bund Petersilie
1 rote Zwiebel, 1 Chilischote
½ TL abgeriebene Schale und
Saft von 1 unbehandelten
Limette
Salz, 500 g Fleischtomaten

Pro Portion: 3 g EW, 5 g F,
7 g KH, 3 g BST, 100 kcal

1 Die Kokosraspel mit der heißen Milch verrühren und abkühlen lassen. Inzwischen die Petersilie waschen und trocken schütteln, die Blätter abzupfen und fein hacken. Die Zwiebel schälen und in feine Würfel schneiden. Chili längs halbieren, entkernen, waschen und fein würfeln.

2 Abgekühlte Kokosraspel mit Petersilie, Zwiebel, Chili und Limettenschale mischen. Mit Salz und Limettensaft würzen. Tomaten waschen und quer in Scheiben schneiden, dabei die Stielansätze entfernen. Die Tomatenscheiben auf Tellern kreisförmig überlappend anordnen und die Kokos-Petersilien-Mischung (Sambol) in die Mitte geben.

ROHKOSTSALAT

MIT APRIKOSEN-DRESSING

Für 2 Personen:
250 g Blumenkohl
150 g Lauch
1 große Möhre
1 kleiner Kohlrabi
½ grüner Kopfsalat
30 g Softaprikosen
1 Knoblauchzehe
Salz, Pfeffer
gemahlener Kreuzkümmel
2 EL Weißweinessig
1 TL Mayonnaise
150 g Naturjoghurt

Pro Portion: 8 g EW, 6 g F, 20 g KH, 9 g BST, 189 kcal

1 Alle Gemüse putzen und waschen bzw. schälen. Den Blumenkohl in hauchdünne Scheiben, den Lauch in sehr feine Ringe schneiden, Möhre und Kohlrabi raspeln. Den Salat putzen, waschen und trocken schleudern, die Blätter in mundgerechte Stücke zupfen.

2 Die Aprikosen klein schneiden und in den Blitzhacker geben. Den Knoblauch schälen und dazupressen. Dann Salz, Pfeffer, 1 Prise Kreuzkümmel, Essig, Mayonnaise und Joghurt dazugeben und alles so lange pürieren, bis ein cremiges Salatdressing entstanden ist.

3 Die Kopfsalatblätter auf einer Platte auslegen und den Rohkostsalat darauf anrichten. Das Aprikosen-Dressing separat dazu servieren.

TIPP
Der Rohkostsalat schmeckt auch gut zu hart oder wachsweich gekochten Eiern.

ROHKOST MACHT SATT

Als leichte Einstimmung aufs Hauptgericht ist Rohkost immer richtig. Denn rohes Gemüse füllt den Magen, und weil man kräftig kauen muss, kommt das Sättigungsgefühl schneller als sonst. Gut für alle, die üppige Portionen lieben: Jede Mahlzeit mit etwas rohem Obst oder Gemüse ergänzen.

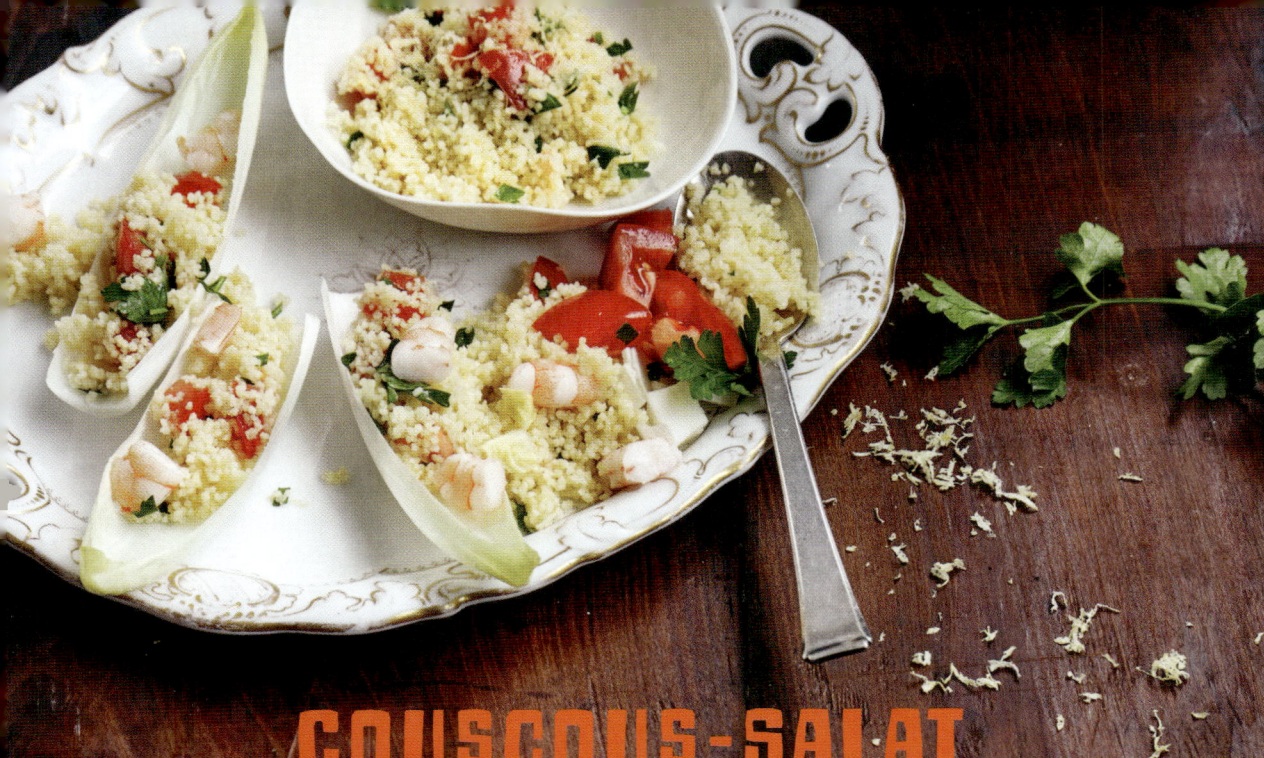

COUSCOUS-SALAT

MIT FLUSSKREBSFLEISCH

Für 2 Personen:
75 g Couscous
abgeriebene Schale und Saft
von ½ unbehandelten Zitrone
Salz
2 EL Olivenöl
1 großer Bund Petersilie
200 g Tomaten
Pfeffer
gemahlener Kreuzkümmel
1 Staude Chicorée
150 g gegartes Fluss-
krebsfleisch oder Shrimps
(aus dem Glas)

Pro Portion: 16 g EW, 15 g F,
31 g KH, 5 g BST, 345 kcal

1 Den Couscous in einer Schüssel mit etwas Zitronen-schale und 1 Prise Salz mischen. Mit 75 ml kochend heißem Wasser übergießen und 3 bis 5 Minuten quellen lassen. Danach mit einer Gabel den Zitronensaft und das Öl unterrühren, dabei den Couscous auflockern.

2 Die Petersilie waschen und trocken schütteln, die Blätter abzupfen und grob hacken. Die Tomaten waschen und in Würfel schneiden, dabei die Stielansätze entfernen. Petersilie und Tomaten unter den Couscous heben und den Salat mit Salz, Pfeffer und Kreuzkümmel abschmecken.

3 Die großen Chicoréeblätter ablösen, waschen und gut trocken tupfen. 1 EL Couscous-Salat in jedes Chicorée-blatt setzen und die Blätter auf einer Servierplatte anrichten. Die kleinen inneren Chicoréeblätter hacken und darüber-streuen. Das Flusskrebsfleisch abtropfen lassen und auf dem Couscous-Salat anrichten.

PILZTERRINE
AUF KRÄUTERBETT

Für 8 Personen:
20 g getrocknete Morcheln
250 g Austernpilze
500 g rosa Champignons
2 Zwiebeln
2 Möhren
30 g getrocknete Tomaten
je 1 Bund Schnittlauch und
Petersilie
40 g Butter
Saft von ½ Zitrone
Salz, Pfeffer
5 Eier
200 g geriebener Hartkäse
1 Handvoll Kräuter der Saison
(z. B. Schnittlauch, Basilikum,
Rosmarin, Salbei, Thymian,
Rucola, Rote-Bete-Blätter)
½ kleiner Granatapfel

Pro Portion: 15 g EW, 15 g F,
6 g KH, 6 g BST, 242 kcal

1 Die Morcheln mit ca. 100 ml Wasser bedeckt mindestens 1 Stunde quellen lassen, dabei ab und zu wenden. Übrige Pilze putzen, falls nötig, trocken abreiben und in Scheiben schneiden. Zwiebeln schälen und würfeln. Möhren schälen und raspeln. Tomaten in Streifen schneiden. Schnittlauch und Petersilie waschen, trocken schütteln, grob schneiden.

2 Butter in einer großen Pfanne zerlassen und Pilze, Zwiebeln, Möhren und Tomaten darin portionsweise unter Wenden andünsten. Falls sich zu viel Flüssigkeit bildet, die Temperatur erhöhen. Gemüse in eine Schüssel geben, mit Zitronensaft, Salz und Pfeffer würzen und abkühlen lassen.

3 Backofen auf 200 °C vorheizen. Eine ofenfeste Form mit hitzebeständiger Frischhaltefolie auslegen. Eier mit Käse, Schnittlauch und Petersilie verquirlen. Morcheln in ein Sieb abgießen und abtropfen lassen, die Flüssigkeit auffangen. 5 bis 6 EL Einweichflüssigkeit in die Eiermischung rühren.

4 Abgekühltes Gemüse und Morcheln in die Form geben. Die Eiermischung darübergießen und leicht verrühren, damit sich keine Luftbläschen bilden. Die Fettpfanne des Backofens etwa 3 cm hoch mit heißem Wasser füllen. Terrine mit Deckel oder Alufolie verschließen, in das Wasserbad setzen und im Ofen auf der mittleren Schiene etwa 1 Stunde 45 Minuten garen (eventuell etwas Wasser nachgießen).

5 Inzwischen die Kräuter waschen, trocken schütteln und auf einer Platte auslegen. Die Granatapfelkerne mit einem Löffel herauslösen. Die Terrine aus dem Ofen nehmen, in der Form abkühlen lassen und auf das Kräuterbett stürzen, dabei die Folie entfernen. Die Terrine mit Granatapfelkernen bestreut servieren.

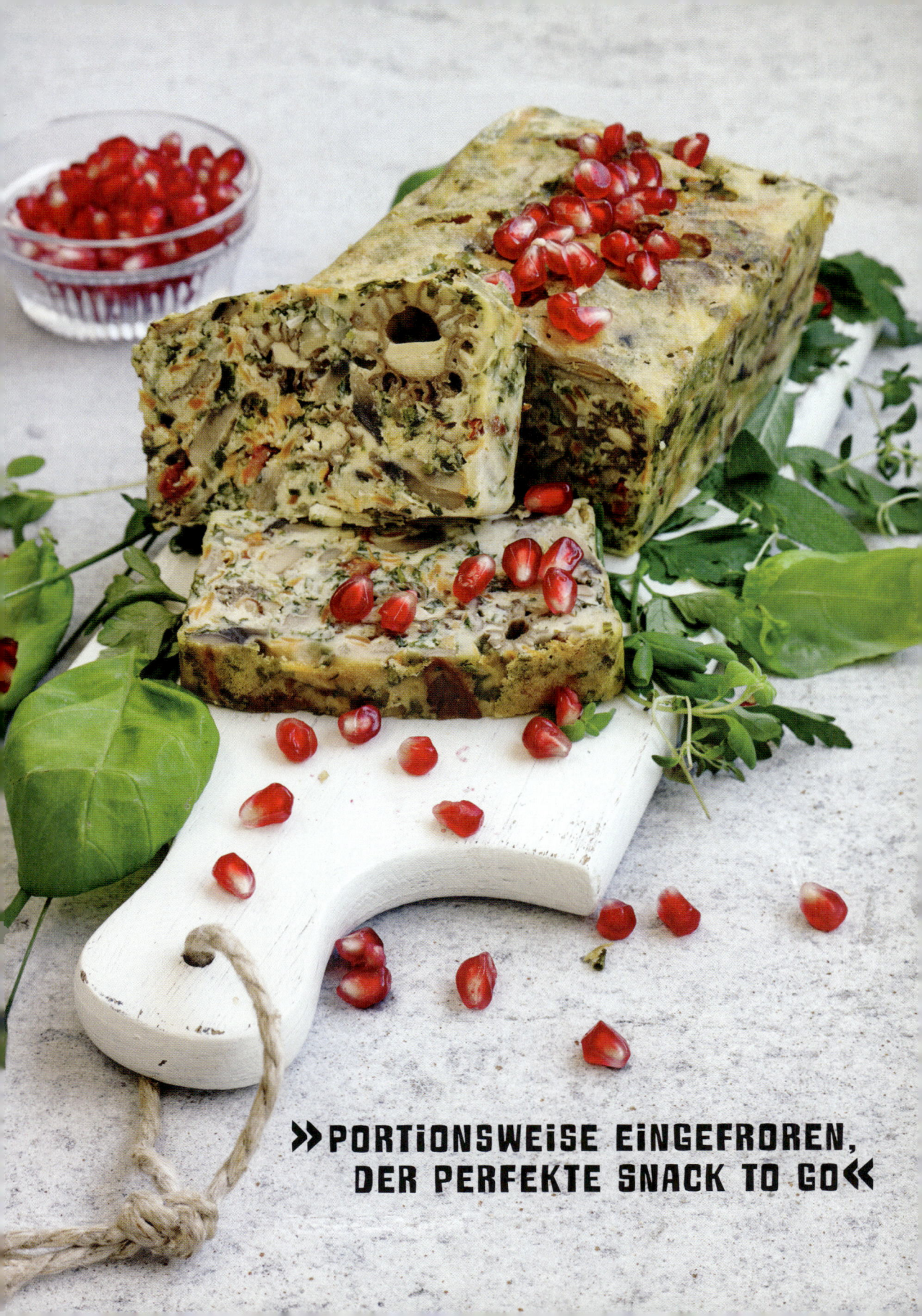

>>PORTIONSWEISE EINGEFROREN,
DER PERFEKTE SNACK TO GO<<

GEMÜSEPLATTE

MIT MOHN-AILLADE

Für 2 Personen:
750 g Gemüse der Saison
(z. B. Möhren, grüne Bohnen,
Blumenkohl, Lauch,
Zucchini, Fenchel)
Salz
50 g Blaumohn
2 Knoblauchzehen
100 ml heiße Gemüsebrühe
(siehe Seite 161 oder Instant)
abgeriebene Schale und Saft
von ½ unbehandelten Zitrone
2 EL Walnuss-, Raps- oder
Mandelöl
einige Basilikumblätter
Pfeffer

Pro Portion: 12 g EW, 21 g F,
17 g KH, 12 g BST, 335 kcal

1 Alle Gemüse putzen, waschen bzw. schälen und in große Stücke teilen. Dann getrennt in kochendem Salzwasser weich garen (bei Möhren, Fenchel, Blumenkohl und Bohnen dauert das jeweils etwa 8 Minuten, bei Lauch und Zucchini 3 bis 4 Minuten).

2 Für die Aillade den Mohn in einer beschichteten Pfanne ohne Fett unter Rühren rösten, bis er duftet. Herausnehmen und abkühlen lassen. Den Knoblauch schälen und mit Mohn, heißer Brühe und etwas Zitronenschale im Blitzhacker pürieren. Dabei das Öl nach und nach untermischen, bis eine glatte, helle Mischung entstanden ist.

3 Basilikum waschen, trocken schütteln und fein hacken. Die Mohn-Aillade mit Salz, Zitronensaft und Pfeffer würzen. Je nach gewünschter Konsistenz noch 1 bis 2 EL Wasser oder heiße Brühe hinzufügen und mit dem Basilikum bestreuen. Das gegarte Gemüse und die Mohn-Aillade auf einer großen Platte anrichten.

NICHT NUR MIT GEMÜSE

Die Mohn-Aillade hält sich im Kühlschrank bis zu 3 Tagen. Sie passt auch gut zu gedünstetem Fisch oder als Dip zu Artischocken. Sehr lecker ist die schwarze Creme außerdem als Brotaufstrich oder als Dip zu gerösteten hauchdünnen Roggenbrotscheiben. Übrigens: Ein Klecks Mohn-Aillade ist eine aromatische Deko auf Tomatenscheiben oder gekochten Eiern.

ERBSENSUPPE

MIT BLÜTEN

Für 2 Personen:
1 Zwiebel, 2 EL Rapsöl
200 g gepalte Erbsen
(frisch oder tiefgekühlt)
200 ml Geflügel- oder
Gemüsebrühe
(siehe Seite 161 oder Instant)
150 g frische Bratwurst
Salz, Pfeffer
1 – 2 EL Zitronensaft
1 TL Sauerrahm oder
Schmand
einige essbare Blüten
der Saison
(siehe Tipp; ersatzweise
gehackte Kräuter)

Pro Portion: 17 g EW, 30 g F,
15 g KH, 6 g BST, 410 kcal

1 Die Zwiebel schälen und in feine Würfel schneiden. 1 EL Öl in einem Topf erhitzen und die Zwiebelwürfel darin andünsten. Die Erbsen hinzufügen, die Brühe dazugießen und alles zugedeckt etwa 10 Minuten garen.

2 Das restliche Öl in einer beschichteten Pfanne erhitzen. Das Brät in kleinen Klößchen aus dem Bratwurstdarm in die Pfanne drücken und darin rundherum braun braten.

3 Von der Suppe 2 EL abnehmen und beiseitestellen, den Rest mit dem Stabmixer fein pürieren. Die beiseitegestellten Erbsen und die Bratwurstklößchen in die Suppe geben, mit Salz, Pfeffer und Zitronensaft abschmecken.

4 Die Suppe auf Teller verteilen und jeweils mit 1 Klecks Sauerrahm garnieren. Mit Blüten bestreut servieren.

TiPP

Bei den essbaren Blüten können Sie nach Lust und Laune entscheiden: Es bieten sich die Blüten von Kräutern genauso an wie die von Kapuzinerkresse, Taglilien, Gänseblümchen, Ringelblumen oder Löwenzahn.

WIRSINGEINTOPF

MIT KRÄUTERÖL

Für 3 Personen:
500 g Wirsing
2 Möhren
1 Stange Lauch
1 Zwiebel
4 EL Olivenöl
1 kleine Dose geschälte
Tomaten (200 g)
1 l Rinderbrühe (siehe
Seite 162 oder Instant)
2 Lorbeerblätter
Salz, Pfeffer
1 Dose Kidney-Bohnen
(400 g Abtropfgewicht)
50 g Liebstöckel- oder
Rucolablätter
2 Knoblauchzehen

Pro Portion: 16 g EW, 15 g F,
26 g KH, 16 g BST, 340 kcal

1 Den Wirsing putzen, waschen und vierteln, den harten Strunk entfernen und die Blätter in Streifen schneiden. Die Möhren schälen und in Scheiben schneiden. Den Lauch putzen, waschen und in Ringe schneiden. Die Zwiebel schälen und in feine Würfel schneiden.

2 In einem großen Topf 1 EL Öl erhitzen und Zwiebel und Gemüse darin andünsten. Die Tomaten mit Saft, Brühe und Lorbeerblätter hinzufügen. Alles mit Salz und Pfeffer würzen und den Eintopf zugedeckt bei mittlerer Hitze etwa 15 Minuten garen.

3 Währenddessen die Kidney-Bohnen in ein Sieb abgießen, kalt abbrausen und abtropfen lassen. Ein Drittel der Bohnen in einen hohen Rührbecher geben und mit dem Stabmixer pürieren. Das Bohnenpüree mit den restlichen Bohnen zum Eintopf hinzufügen. Alles bei schwacher Hitze noch etwa 10 Minuten köcheln lassen.

4 Inzwischen die Kräuter waschen, trocken tupfen und in einen hohen Rührbecher geben. Knoblauch schälen und dazupressen. Alles mit 1 TL Salz würzen und mit dem Stabmixer fein pürieren, dabei das restliche Öl hinzufügen. Den Wirsingeintopf mit dem Kräuteröl servieren.

TIPP
Wer will, braust die Kidney-Bohnen aus der Dose nicht kalt ab, sondern gibt sie einfach abgetropft in den Eintopf. Die Einkochflüssigkeit liefert nämlich Stärke für eine sämige Suppe.

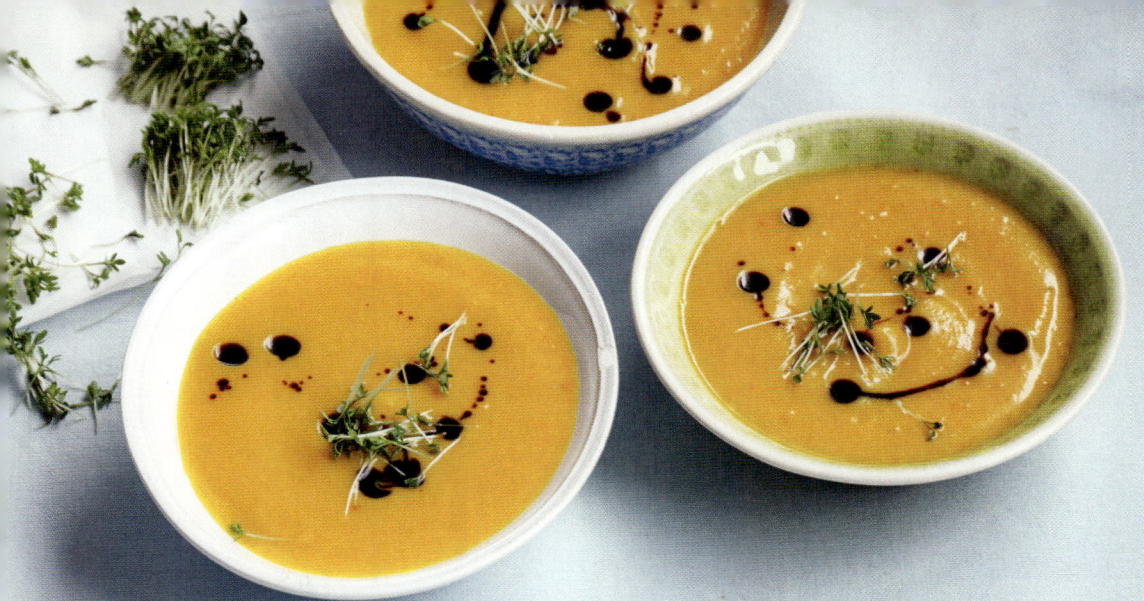

KÜRBISCREMESUPPE

MIT NUSSAROMA

Für 3 Personen:
2 Zwiebeln
1 Knoblauchzehe
500 g Hokkaido-Kürbis
1 Apfel
1 EL Rapsöl
350 ml Gemüsebrühe
(siehe Seite 161 oder Instant)
Salz, Pfeffer
2 EL Haselnuss- oder
Mandelmus
frisch geriebene Muskatnuss
½ Kästchen Kresse
etwas Balsamico-Creme

Pro Portion: 6 g EW, 15 g F,
36 g KH, 7 g BST, 317 kcal

1 Zwiebeln und Knoblauch schälen und in feine Würfel schneiden. Vom Kürbis die Kerne und Fasern entfernen und das Fruchtfleisch mit der Schale grob zerteilen. Den Apfel waschen, vierteln, entkernen und in Würfel schneiden.

2 Das Öl in einem großen Topf erhitzen und Zwiebeln und Knoblauch darin andünsten. Kürbisstücke und Apfelwürfel hinzufügen, alles mit der Brühe ablöschen und mit Salz und Pfeffer würzen. Die Kürbissuppe zugedeckt bei schwacher Hitze etwa 20 Minuten garen.

3 Danach das Nussmus hinzufügen. Die Suppe mit dem Stabmixer fein pürieren und nochmals mit Salz, Pfeffer und Muskatnuss abschmecken. Die Suppe auf Schalen oder Teller verteilen. Die Kresse vom Beet schneiden, die Suppe damit bestreuen und zuletzt mit einigen Tropfen Balsamico-Creme beträufeln.

ROSENKOHL

MIT KÜMMELSAHNE

Für 2 Personen:
400 g Rosenkohl
1 rote Zwiebel
1 TL Butter
1 EL Schinkenwürfel
(aus dem Kühlregal)
½ TL ganzer Kümmel
abgeriebene Schale und Saft
von ½ unbehandelten Zitrone
Salz, Pfeffer
100 g Sahne

Pro Portion: 9 g EW, 22 g F,
7 g KH, 7 g BST, 281 kcal

1 Den Rosenkohl putzen, dabei jeweils die welken Außenblätter und den Strunk entfernen. Die Köpfe waschen und je nach Größe ganz lassen oder halbieren. Die Zwiebel schälen und in grobe Würfel schneiden.

2 Die Butter in einem Topf zerlassen und Zwiebel- und Schinkenwürfel mit dem Kümmel darin andünsten. Den Rosenkohl und etwas Zitronenschale dazugeben, mit Zitronensaft, Salz und Pfeffer würzen und kurz anschmoren.

3 Die Sahne dazugießen und das Gemüse zugedeckt bei schwacher Hitze etwa 15 Minuten garen. Danach den Deckel abnehmen und die Sahne bei starker Hitze kurz cremig einkochen lassen. Den Rosenkohl sofort servieren. Er schmeckt gut zu Grünkernfrikadellen (siehe Seite 134) oder einfach zu Pellkartoffeln.

MEGA-GESUND

Wie alle Kohlsorten liefert auch Rosenkohl eine Extra-Portion Ballaststoffe und zusätzliches Vitamin C. Der Kümmel macht ihn übrigens leichter verdaulich. Wer nicht gern auf die ganzen Körner beißt, füllt sie in eine Gewürzmühle oder zerstößt sie im Mörser. Eine lieblichere Alternative zum Kümmel: Fenchelkörner. Sehr würzig und gut geeignet dafür ist Fencheltee aus der Apotheke – hier ist Qualität garantiert. Man schmeckt es!

SAUERKRAUT

MIT ORANGEN

Für 3 Personen:
3 Zwiebeln
20 g Gänse- oder
Butterschmalz
500 g Sauerkraut
1 unbehandelte Blutorange
2 TL milder Senf, Salz
2 Gewürznelken
Pfeffer

Pro Portion: 3 g EW, 9 g F,
7 g KH, 4 g BST, 127 kcal

1 Die Zwiebeln schälen, fein würfeln und im Schmalz bei schwacher Hitze andünsten. Das Sauerkraut mit einer Gabel auflockern, zu den Zwiebeln geben und mitdünsten.

2 Die Orange heiß waschen, abtrocknen und ½ TL Schale abreiben. Die Frucht halbieren und auspressen. Orangenschale und -saft mit Senf, Salz und Nelken zum Sauerkraut geben. Zugedeckt bei schwacher Hitze 15 bis 20 Minuten dünsten, bei Bedarf etwas Wasser dazugießen. Zum Servieren das Sauerkraut mit Salz und Pfeffer würzen, dabei die Nelken wieder entfernen. Das Kraut passt zu den Makrelen von Seite 142 oder zu gebratenem Seelachs.

DiCKE BOHNEN

MIT FRISCHKÄSE

Für 2 Personen:
300 g Dicke Bohnen (frisch
gepalt oder tiefgekühlt)
1 Bund Frühlingszwiebeln
1 Knoblauchzehe, 1 EL Öl
125 ml Gemüsebrühe
(siehe Seite 161 oder Instant)
2 EL Noilly Prat
50 g Kräuterfrischkäse

Pro Portion: 15 g EW, 9 g F,
26 g KH, 8 g BST, 272 kcal

1 Die Bohnenkerne waschen oder auftauen lassen. Frühlingszwiebeln putzen, waschen und in etwa 1 cm lange Stücke schneiden. Knoblauch schälen und etwas zerdrücken.

2 Frühlingszwiebeln und Knoblauch im heißen Öl unter Wenden andünsten. Die Bohnen hinzufügen und kurz mit andünsten. Dann Brühe und Noilly Prat dazugießen. Alles zuerst zugedeckt etwa 15 Minuten garen. Die Flüssigkeit offen bei starker Hitze fast vollständig einkochen lassen. Frischkäse hinzufügen und bei schwacher Hitze schmelzen lassen. Die Dicken Bohnen passen gut zu Wildlachs (siehe Seite 146) oder Geflügelfrikadellen (siehe Seite 149).

PATISSON-KÜRBISSE

MIT VEGANER HACKFÜLLUNG

Für 2 Personen:

10 g getrocknete Steinpilze
50 g Sojagranulat
(Sojaschnetzel)
125 ml Gemüsebrühe (siehe
Seite 161 oder Instant)
1 EL Sojasauce
1 TL Zitronensaft
2 Patisson-Kürbisse (à ca. 500 g)

1 Zwiebel
1 Fleischtomate
1 Knoblauchzehe
20 g natives Kokosöl
Salz, 2 EL Sojacreme
1 EL Mandelstifte

Pro Portion: 21 g EW, 18 g F,
25 g KH, 17 g BST, 386 kcal

1 Die Steinpilze in etwa 1 cm große Stücke schneiden. Das Sojagranulat mit den Pilzen mischen und mit Brühe, Sojasauce und Zitronensaft übergießen. Alles gut verrühren und mindestens 15 Minuten quellen lassen.

2 Inzwischen die Kürbisse waschen. Jeweils einen flachen Deckel abschneiden und so viel Fruchtfleisch herauslösen, dass eine Vertiefung für die Füllung entsteht. Das Kürbisfleisch in Würfel schneiden. Die Zwiebel schälen und in feine Würfel schneiden. Die Tomate waschen und in Würfel schneiden, dabei den Stielansatz entfernen. Den Knoblauch schälen und zerdrücken.

3 Den Backofen auf 200 °C vorheizen. Ein Backblech mit Backpapier belegen. Die Zwiebel im heißen Öl andünsten, die Sojamischung hinzufügen und unter Wenden anbraten. Kürbis- und Tomatenwürfel und Knoblauch dazugeben und salzen. Die Sojacreme hinzufügen und alles kurz durchschmoren. Die Kürbisse mit der Mischung füllen und mit den Mandelstiften bestreuen.

4 Die Kürbisse auf das Blech setzen und im Ofen auf der mittleren Schiene 25 bis 30 Minuten garen – das Kürbisfleisch sollte nicht zu weich werden. Dabei am Ende der Garzeit die Kürbisfüllung nach Belieben kurz braun übergrillen.

5 Die gefüllten Patisson-Kürbisse aus dem Ofen nehmen und vor dem Servieren kurz abkühlen lassen.

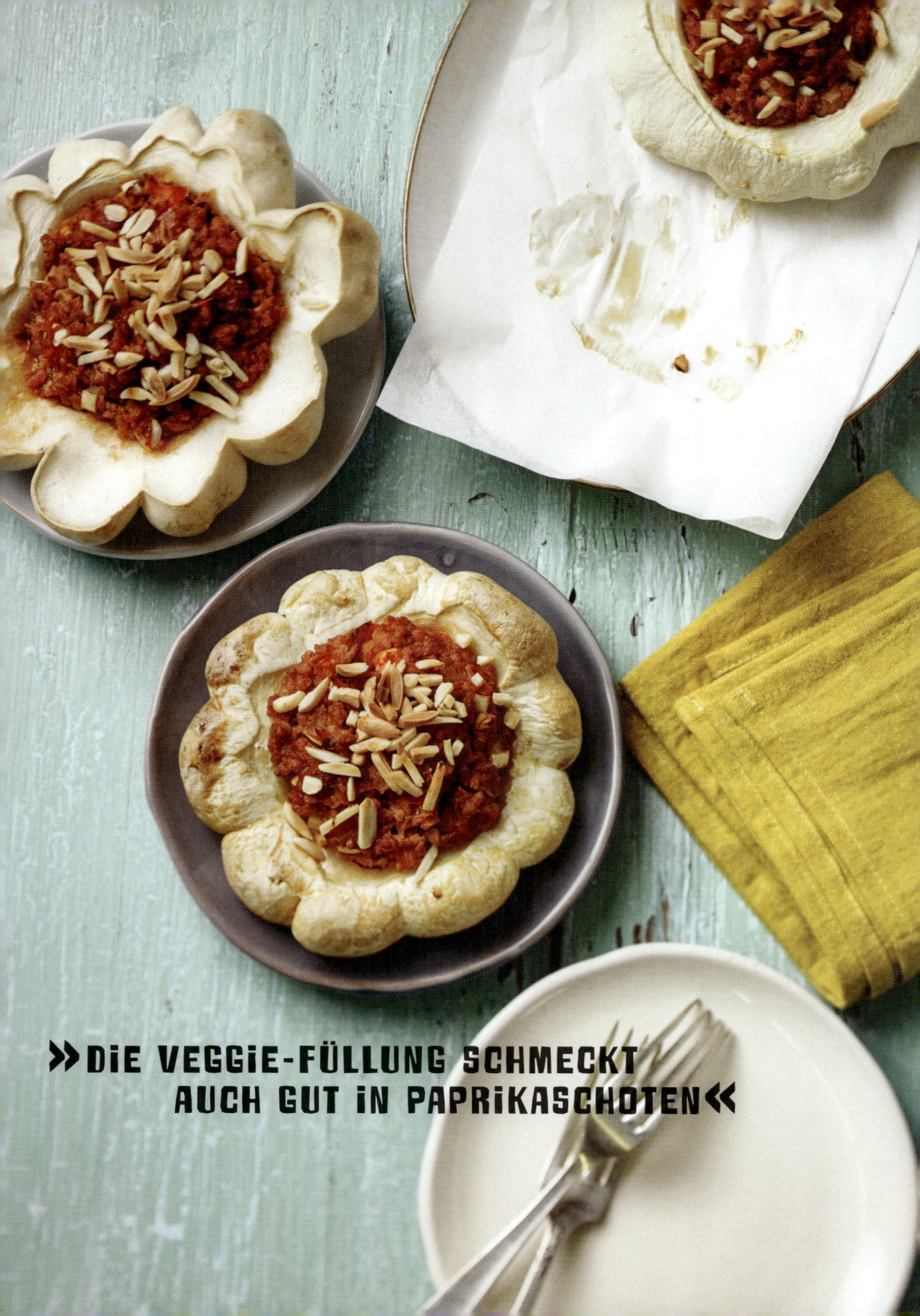

>>DIE VEGGIE-FÜLLUNG SCHMECKT
AUCH GUT IN PAPRIKASCHOTEN<<

GRÜNKERNFRIKADELLEN

MIT SCHNITTLAUCH

Für 2 Personen:
125 g Grünkernschrot
200 ml Gemüsebrühe
(siehe Seite 161 oder Instant)
Salz, Pfeffer
1 Knoblauchzehe
1 Ei
1 EL Sojasauce

50 g Schmelzkäse
¼ TL gemahlener Kardamom
1 Bund Schnittlauch
2 EL feine Haferflocken
1 EL Butterschmalz

Pro Portion: 16 g EW, 21 g F, 45 g KH, 8 g BST, 458 kcal

1 Den Grünkernschrot mit der kalten Brühe in einem Topf aufsetzen, leicht salzen und pfeffern. Langsam zum Kochen bringen und bei schwacher Hitze unter Rühren 5 Minuten zu einem dicken Brei kochen. Vom Herd nehmen und lauwarm abkühlen lassen.

2 Den Knoblauch schälen und durchpressen. Mit Ei, Sojasauce und Schmelzkäse unter den Grünkernbrei rühren und mit dem Kardamom würzen. Den Schnittlauch waschen und trocken schütteln, fein schneiden und ebenfalls unterkneten.

3 Mit angefeuchteten Händen aus der Grünkernmasse 4 Frikadellen formen und in den Haferflocken wälzen. In einer Pfanne das Schmalz zerlassen und die Frikadellen darin bei mittlerer Hitze auf beiden Seiten etwa 15 Minuten knusprig braten. Die Grünkernfrikadellen aus der Pfanne nehmen und jeweils zwei auf einem Teller anrichten.

TiPP

Diese vegetarischen Frikadellen verblüffen selbst Fleischfans durch ihren herzhaften Geschmack.

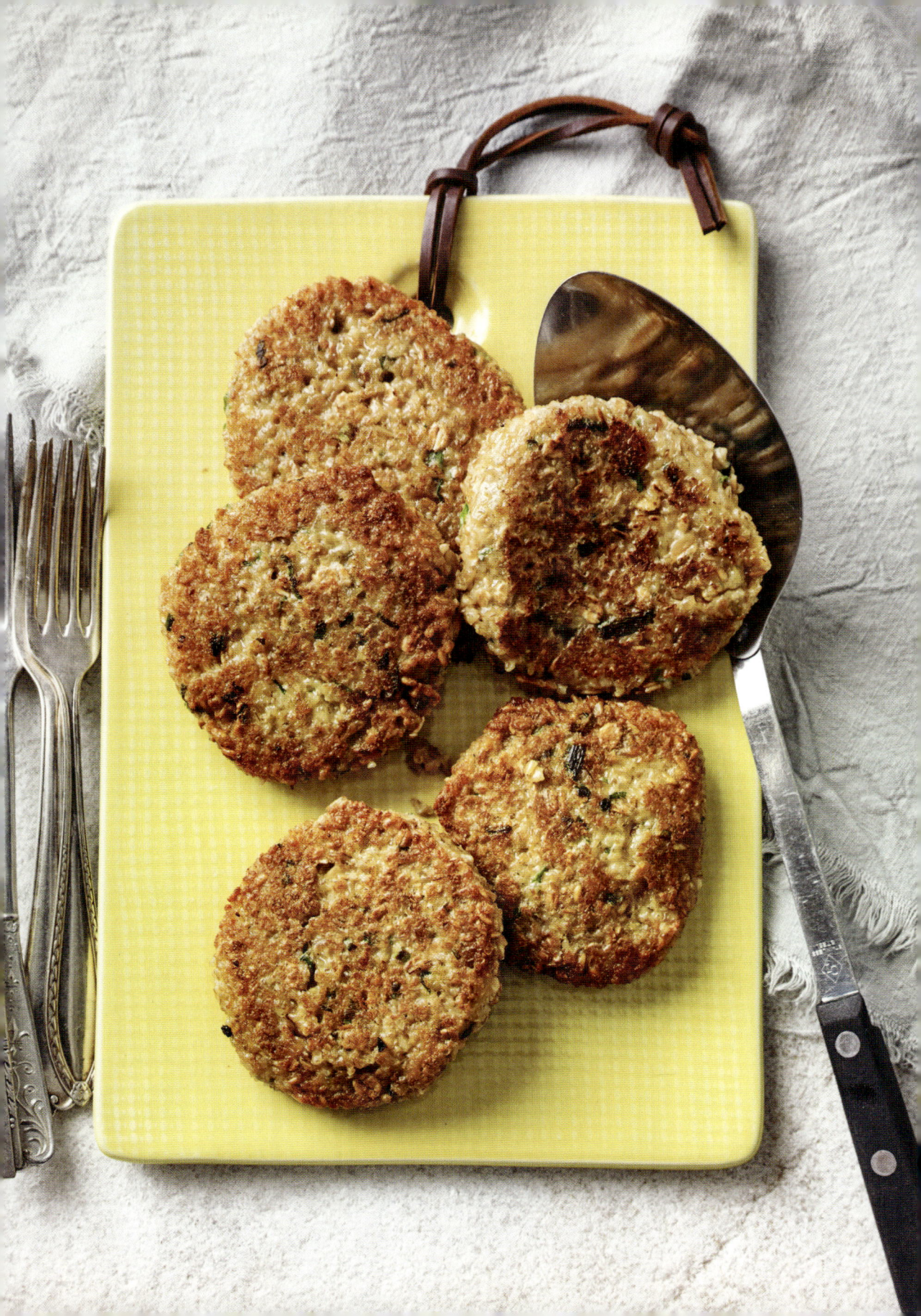

BUCHWEIZEN-CURRY

MIT PAPRIKA UND LAUCH

Für 2 Personen:
50 g Buchweizen, Salz
1 Knoblauchzehe
1 Zwiebel
2 Stangen Lauch
je 1 gelbe, grüne und rote
Paprikaschote
1 EL Rapsöl
Pfeffer
1 EL Madras-Currypulver
125 ml Gemüsebrühe
(siehe Seite 161 oder Instant)
1 EL Crème fraîche

Pro Portion: 9 g EW, 10 g F,
31 g KH, 11 g BST, 282 kcal

1 Den Buchweizen in einem Sieb abbrausen und abtropfen lassen. Reichlich Wasser in einem Topf aufkochen, salzen und den Buchweizen hineingeben. Den Knoblauch schälen und hinzufügen. Alles aufkochen und die Körner bei schwacher Hitze 12 bis 15 Minuten bissfest garen.

2 Inzwischen die Zwiebel schälen und in feine Würfel schneiden. Den Lauch putzen, waschen und in Ringe schneiden. Die Paprikaschoten halbieren und entkernen, waschen und in Streifen schneiden.

3 Das Öl in einem Topf erhitzen und das Gemüse darin 5 bis 7 Minuten dünsten. Mit Salz, Pfeffer und Currypulver würzen, die Brühe dazugießen. Den Buchweizen in ein Sieb abgießen und zum Gemüse geben, dabei den Knoblauch entfernen. Dann die Crème fraîche unterrühren.

BUCHWEIZEN MACHT STARK

Klar, dass ein Vollkorngetreide wie Buchweizen reich an Nährstoffen ist. Doch die preiswerten Körnchen punkten mit noch weiteren guten Eigenschaften. Experten fanden heraus, dass Buchweizen bei regelmäßigem Verzehr helfen kann, den Blutzuckerspiegel zu regulieren. Ein stabiler Blutzuckerspiegel nützt allen, die gern abnehmen, aber dabei möglichst wenig Hunger leiden möchten. Praktisch: Die Körner bereits gegart im Kühlschrank aufbewahren und bei Gerichten, bei denen es sich anbietet, zusätzlich ein, zwei Löffel Buchweizen untermischen.

BUCHWEIZEN

MIT TAMARINDE

Für 2 Personen:
75 g Buchweizen
1 TL natives Kokosöl
175 ml heiße Gemüsebrühe
(siehe Seite 161 oder Instant)
Salz, Pfeffer
1 TL Sojasauce
¼ TL Tamarindenpaste

Pro Portion: 5 g EW, 2 g F,
27 g KH, 4 g BST, 157 kcal

1 Den Buchweizen in einem Topf im Öl unter Rühren hell anrösten. Die heiße Brühe unterrühren, alles aufkochen und den Deckel auflegen. Dann das Getreide zugedeckt bei schwacher Hitze 10 bis 12 Minuten garen.

2 Dann den Topf vom Herd nehmen und den Buchweizen noch einige Minuten bissfest ausquellen lassen. Mit Salz, Pfeffer, Sojasauce und Tamarinde gewürzt servieren.

TIPP
Tamarinde gibt dem Buchweizen eine leicht säuerlich-fruchtige Note. Daher passt er gut zu gebratenem Fisch oder Tofu.

GERÖSTETE QUINOA

MIT SESAMÖL

Für 4 Personen:
125 g Quinoa
375 ml Gemüsebrühe
(siehe Seite 161 oder Instant)
gemahlene Kurkuma
Salz
2 TL geröstetes Sesamöl

Pro Portion: 4 g EW, 3 g F,
20 g KH, 2 g BST, 132 kcal

1 Quinoa in einem Sieb abbrausen und abtropfen lassen. In einem Topf ohne Fett bei mittlerer bis starker Hitze unter Rühren kurz rösten. Brühe und 1 Prise Kurkuma dazugeben und alles zugedeckt bei schwacher Hitze 15 Minuten garen.

2 Quinoa vom Herd nehmen und weitere 10 Minuten ausquellen lassen. Dann mit Salz würzen und mit Sesamöl beträufeln. Schmeckt lecker mit gebratenem Tofu.

TIPP
Das südamerikanische Inka-Korn Quinoa ist reich an wertvollem Eiweiß und vielen anderen gesunden Inhaltsstoffen.

SOJAPFANNKUCHEN

MIT PILZEN UND STAUDENSELLERIE

Für 2 Personen:	
100 g Weizenvollkornmehl	4 getrocknete Tomaten
50 g Sojamehl	50 g Champignons
Salz	1 EL Butter
1 Löffelspitze Backpulver	2 EL Schmand
2 Eier	
½ Stange Staudensellerie	**Pro Portion:** 27 g EW, 23 g F, 37 g KH, 15 g BST, 503 kcal

1 Vollkorn- und Sojamehl mit Salz und Backpulver in einer Schüssel mischen. Eier und 200 ml Wasser hinzufügen und mit den Quirlen des Handrührgeräts zu einem glatten Teig verrühren. Den Teig zugedeckt etwa 15 Minuten quellen lassen.

2 Inzwischen den Sellerie putzen, waschen und in sehr dünne Scheiben schneiden. Die Tomaten in feine Streifen schneiden. Die Champignons putzen, falls nötig, mit Küchenpapier trocken abreiben und in feine Scheiben schneiden.

3 In einer großen beschichteten Pfanne 1 TL Butter zerlassen. Zuerst die Hälfte des Teigs hineingießen und die Hälfte des Gemüses darauf verteilen. Den Pfannkuchen zugedeckt bei mittlerer Hitze 4 bis 5 Minuten braten. Danach den Pfannkuchen wenden und ohne Deckel fertig braten. Herausnehmen und warm halten.

4 Mit restlicher Butter sowie übrigem Teig und Gemüse auf die gleiche Weise einen zweiten Pfannkuchen backen. Die fertigen Pfannkuchen jeweils mit 1 EL Schmand garnieren und sofort servieren.

TIPP
Statt Sellerie einmal tiefgekühlte, aufgetaute Erbsen oder kurz gegarte Möhren verwenden.

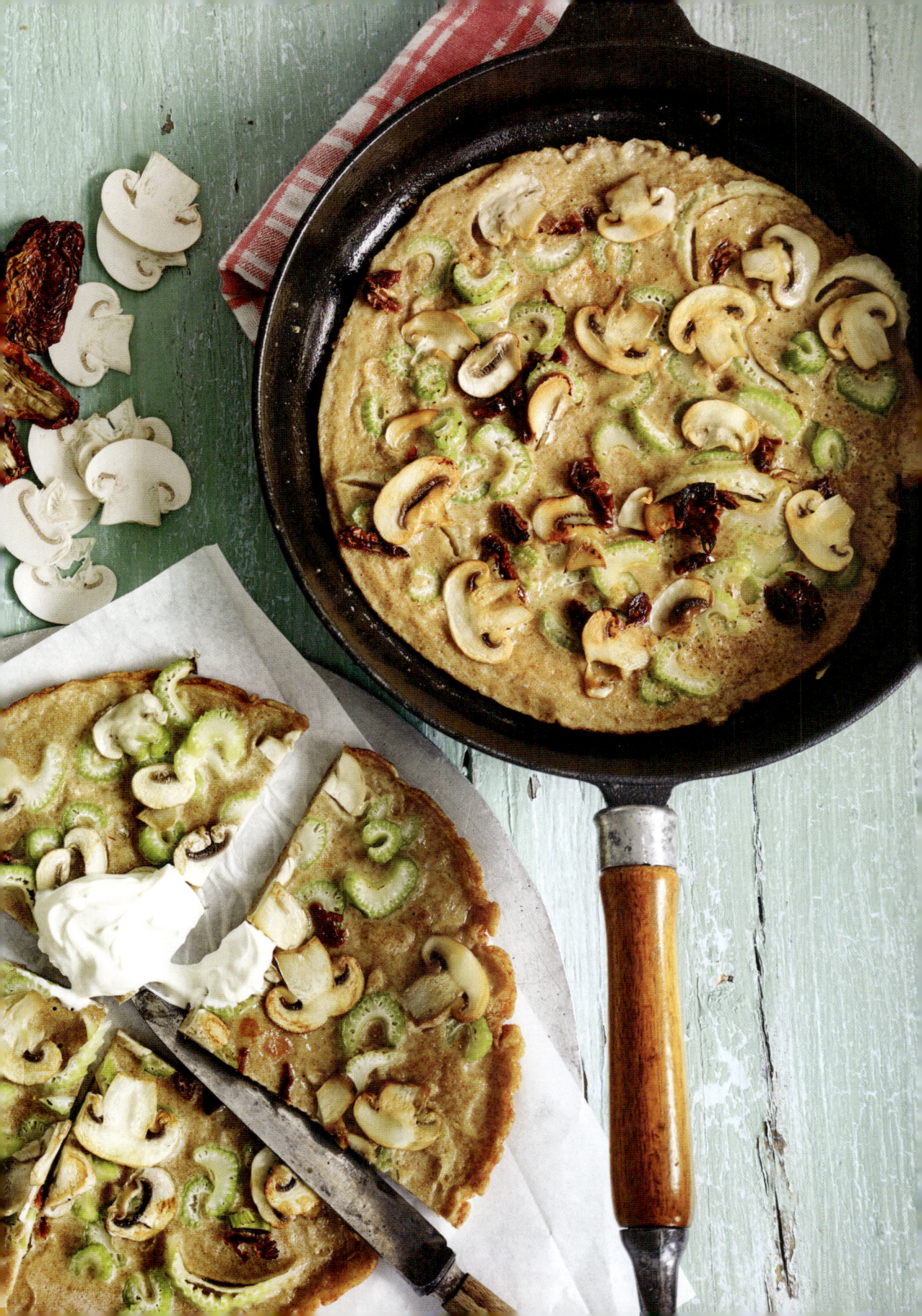

SPROSSEN-OMELETT

MIT TOMATEN

Für 1 Person:
1 rote Zwiebel
150 g Mungobohnensprossen
50 g Cocktailtomaten
10 g natives Kokosöl
(oder Butterschmalz)
Salz, Pfeffer
2 Eier
2 EL Milch
1 TL gehackter Koriander
oder Schnittlauchröllchen

Pro Portion: 20 g EW, 21 g F,
9 g KH, 3 g BST, 323 kcal

1 Die Zwiebel schälen und in feine Würfel schneiden. Die Sprossen in einem Sieb kalt abbrausen und gut abtropfen lassen. Die Tomaten waschen und vierteln.

2 Das Öl in einer großen Pfanne erhitzen und die Zwiebel darin andünsten. Sprossen und Tomaten hinzufügen und alles zugedeckt 3 bis 5 Minuten garen. Salzen und pfeffern.

3 Die Eier mit der Milch verquirlen, mit Salz würzen und über das Gemüse gießen. Kurz anbraten, dann den Deckel auflegen und das Omelett zugedeckt bei mittlerer Hitze so lange garen, bis das Ei an der Oberfläche leicht gestockt ist. Das Omelett auf einen Teller gleiten lassen und mit den Kräutern bestreut servieren.

TIPP

Das Sprossen-Omelett mit Tomaten ist ein ultra-schnelles vegetarisches Mittag- oder Abendessen, das einen hungrigen Magen auf das Angenehmste füllt.

WIEDER MEHR EIER ESSEN

Die ovalen Powerpakete hatten lange Jahre ein schlechtes Image. Auf den Rat von Regierungsstellen hin verzichteten damals viele Menschen auf die angeblich schädlichen Cholesterinbomben. Dabei hatten die Experten bei der Untersuchung einfach Fehler gemacht. Jetzt wissen wir es besser: Eier schützen Herz und Gefäße und helfen beim Abnehmen. Sie dämpfen Hungergefühle und regulieren die Wirkung des „Dickmacherhormons" Insulin.

SPIEGELEIER

MIT SCHINKEN

Für 2 Personen:
50 g Rucola
50 g roher luftgetrockneter
Schinken (z. B. Serrano oder
Parma; in dünnen Scheiben)
1 TL Butter, 4 Eier
Salz, Pfeffer
100 g feines Roggenbrot
(in hauchdünnen Scheiben)

Pro Portion: 24 g EW, 21 g F,
23 g KH, 4 g BST, 391 kcal

1 Den Rucola verlesen und waschen, trocken schütteln und auf Teller verteilen. Den Schinken in Streifen schneiden und locker auf dem Salat anrichten.

2 Die Butter in einer beschichteten Pfanne zerlassen. Die Eier darin etwa 2 Minuten zu Spiegeleiern braten. Soll auch das Eigelb fest werden, die Eier dabei 1 Minute zugedeckt garen. Die Spiegeleier wenig salzen, kräftig pfeffern.

3 Das Brot im Toaster oder unter dem Backofengrill knusprig rösten. Die Spiegeleier auf Schinken und Rucola anrichten und das Röstbrot dazu servieren.

RÜHREI

MIT GÄNSELEBER

Für 2 Personen:
3 Eier, 2 – 3 EL Milch
Salz, Pfeffer
1 Zwiebel, 1 Möhre, 1 Apfel
2 – 3 Salbeiblätter
100 g Gänseleber
(ersatzweise Entenleber)
1 EL Butter
100 ml Geflügelbrühe

Pro Portion: 23 g EW, 17 g F,
19 g KH, 3 g BST, 334 kcal

1 Eier mit Milch verrühren, salzen und pfeffern. Zwiebel schälen und würfeln. Möhre schälen und grob raspeln. Apfel schälen und vierteln, entkernen und in Würfel schneiden. Salbei waschen, trocken schütteln und fein hacken.

2 Die Leber in 1 TL Butter bei schwacher Hitze unter Wenden 3 Minuten braten, aus der Pfanne nehmen und warm halten. Zwiebel, Möhre, Apfel und Salbei im Bratfett andünsten. Brühe dazugießen und alles leise köcheln lassen.

3 Inzwischen die Eiermischung in der übrigen Butter zu Rührei braten. Mit Leber und Apfelgemüse servieren.

GEBACKENE MAKRELEN

MIT CHILI UND INGWER

Für 2 Personen:
2 Zwiebeln
1 walnussgroßes Stück Ingwer
1 – 2 Knoblauchzehen
½ Chilischote
2 küchenfertige Makrelen
(à ca. 300 g)

Pfeffer
2 EL weiche Butter
2 EL Sojasauce
einige Stiele Koriander

Pro Portion: 30 g EW, 34 g F,
4 g KH, 1 g BST, 453 kcal

1 Den Backofen auf 200 °C vorheizen. Zwiebeln, Ingwer und Knoblauch schälen und in feine Würfel schneiden. Die Chilischote entkernen, waschen und fein hacken.

2 Die Makrelen innen und außen waschen, mit Küchenpapier trocken tupfen und kräftig mit Pfeffer würzen. Zwei Bögen Backpapier mit wenig Butter bestreichen und jeweils 1 Makrele darauflegen.

3 Zwiebeln, Ingwer, Knoblauch und Chili gründlich mischen und die Makrelen damit füllen, dabei nach Belieben etwas Zwiebelmischung auch außen um die Fische

verteilen. Die Makrelen mit Sojasauce beträufeln und zuletzt die restliche Butter in Flöckchen auf den Fischen verteilen.

4 Das Backpapier jeweils über den Fischen zusammennehmen und mit Küchengarn verschließen. Die Fischpäckchen auf ein Backblech setzen und im Ofen auf der mittleren Schiene etwa 30 Minuten garen.

5 Die Fische aus dem Ofen nehmen, das Backpapier öffnen und den Dampf kurz abziehen lassen. Anschließend die gebackenen Makrelen mit Koriander bestreuen und im Papier servieren.

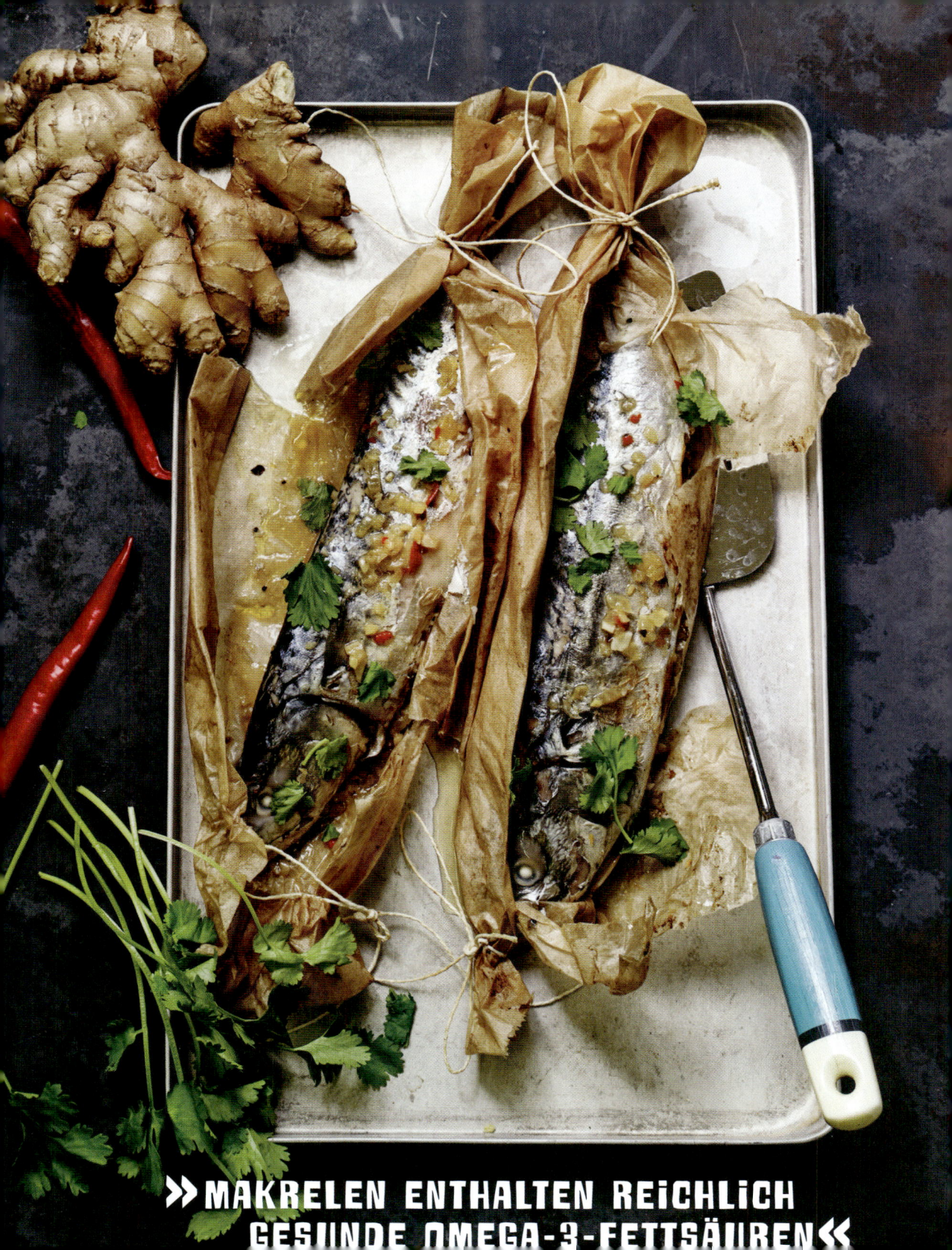

>> MAKRELEN ENTHALTEN REICHLICH
GESUNDE OMEGA-3-FETTSÄUREN <<

GEBACKENES FISCHFILET

MIT LAUCHHAUBE

Für 2 Personen:
400 g Fischfilet
(z. B. Seehecht, Lengfisch,
Seelachs, Lachs, Kabeljau)
Saft und abgeriebene Schale
von ½ unbehandelten Zitrone
Salz, Pfeffer
350 g Lauch
1 EL Butter
2 EL saure Sahne
½ TL milder Senf
Fett und 1 EL feine Haferflocken für die Form

Pro Portion: 41 g EW, 17 g F,
7 g KH, 3 g BST, 363 kcal

1 Den Backofen auf 200 °C vorheizen. Eine flache Auflauf-
form einfetten und mit Haferflocken ausstreuen. Den
Fisch waschen, trocken tupfen und mit etwas Zitronensaft
beträufeln. Mit Zitronenschale, Salz und Pfeffer würzen.

2 Den Lauch putzen und längs halbieren, waschen und in
hauchdünne Streifen schneiden. In kochendem Salzwasser etwa 2 Minuten blanchieren. In ein Sieb abgießen,
kalt abschrecken und abtropfen lassen.

3 Fischfilets in die Form setzen und mit Lauch bedecken.
Mit Salz und Pfeffer würzen. Butter in Flöckchen darauf
verteilen und übrigen Zitronensaft darüberträufeln. Fisch im
Ofen auf der mittleren Schiene etwa 25 Minuten garen.

4 Den Fisch aus dem Ofen nehmen. Die Garflüssigkeit abgießen und mit Sauerrahm und Senf verrühren, mit Salz
abschmecken. Die Sauce auf vorgewärmte Teller geben und
die Filets mit dem Lauch darauf anrichten.

KOSTBARE FISCHÖLE

**Heringe zählen ebenso wie Makrelen zu den Topliefera
ten für die kostbaren Omega-3-Fettsäuren. Allerdings sind
beide Fische von Natur aus auch ziemlich fettreich. Am
meisten profitiert der Körper deshalb von den wertvollen
Fettsäuren, wenn man die Fische mit fettarmen Beilagen
wie getoastetem Roggenbrot, Salat mit fettfreiem Dressing (siehe Seite 165) oder sanft gedünstetem Gemüse
serviert. Dann stimmt auch das Kalorienkonto!**

ROTBARSCHFILET

MIT HAFERFLOCKENKRUSTE

Für 2 Personen:
400 g Rotbarschfilet
Salz, Pfeffer
2 EL feine Haferflocken
1 Ei
1 EL Milch
1 EL Butterschmalz
½ TL Panch Phora (bengalische 5-Gewürz-Mischung)

Pro Portion: 40 g EW, 17 g F, 6 g KH, 1 g BST, 350 kcal

1 Fisch waschen, trocken tupfen und salzen und pfeffern. Auf beiden Seiten in den Haferflocken wenden. Ei und Milch in einem tiefen Teller mit einer Gabel verquirlen und die Filets darin wenden (durch die Haferflocken haftet das Ei gut an und es werden Ballaststoffe ins Essen „gemogelt").

2 Filets in einer Pfanne im Schmalz auf beiden Seiten 3 bis 5 Minuten braten. Herausnehmen und warm halten. Das 5-Gewürz in die Pfanne geben und kurz anbraten, bis die Körner knistern und „springen". Mit 1 EL Wasser ablöschen und das Gewürz zum Rotbarsch servieren. Dazu passt Deftiges wie gedünsteter Kohl oder Dicke Bohnen.

GEGRILLTE HERINGE

MIT TOMATEN UND RUCOLA

Für 2 Personen:
3 Tomaten
1 Handvoll Rucola
2 TL Thymianblätter
2 küchenfertige Heringe
(ca. 300 g; siehe Seite 144)
Salz, Pfeffer
1 EL Olivenöl
2 EL Zitronensaft

Pro Portion: 19 g EW, 23 g F, 3 g KH, 2 g BST, 306 kcal

1 Den (Backofen-)Grill vorheizen. Die Tomaten waschen und halbieren, dabei die Stielansätze entfernen. Den Rucola verlesen, waschen und trocken schütteln. Den Thymian waschen und trocken schütteln.

2 Die Heringe waschen, trocken tupfen, sparsam salzen und pfeffern. Die Heringe mit dem Thymian füllen und mit Öl bestreichen. Auf dem Holzkohlegrill oder unter dem Backofengrill auf beiden Seiten etwa 5 Minuten braten. Die Tomatenhälften kurz mitgrillen, salzen und pfeffern. Die gegrillten Fische und Tomaten mit Zitronensaft beträufeln und auf dem Rucola anrichten.

GEGRILLTER WILDLACHS

MIT ROSMARIN

Für 2 Personen:
2 Scheiben Wildlachsfilet
(à ca. 200 g)
1 EL Olivenöl
1 unbehandelte Limette
Salz, Pfeffer
½ TL fein gehackter Rosmarin

Pro Portion: 39 g EW, 27 g F,
2 g KH, 0 g BST, 308 kcal

1 Den (Backofen-)Grill vorheizen. Die Fischfilets waschen, trocken tupfen und mit Öl bestreichen. Die Limette heiß waschen, abtrocknen und etwa ½ TL Schale abreiben. Die Frucht halbieren und auspressen.

2 Den Fisch auf dem Holzkohlegrill oder unter dem Backofengrill auf beiden Seiten 5 bis 6 Minuten braten. Vom Grill nehmen und mit Salz und Pfeffer würzen.

3 Rosmarin und Limettenschale mischen und den Fisch damit bestreuen. Den Fisch mit Limettensaft beträufeln und sofort ervieren.

TIPP
Wer leichte Schärfe gern mag, mischt noch 1 Prise Cayennepfeffer unter den Limettensaft.

FRISCHER FISCH

Wildlachs ist eine echte Delikatesse. Je zarter der Lachs, umso mehr wertvolle Fettsäuren sind enthalten. Allerdings sind die Bestände weltweit teilweise bereits überfischt. Achten Sie daher beim Einkauf auf das Siegel des Marine Stewardship Councils (MSC), das für nachhaltige Fischerei aus Wildbeständen steht. Und: Wildlachs nicht mit Wildwasserlachs verwechseln. Letzterer stammt aus großen Fischfarmen mit lediglich frei fließendem Wasser.

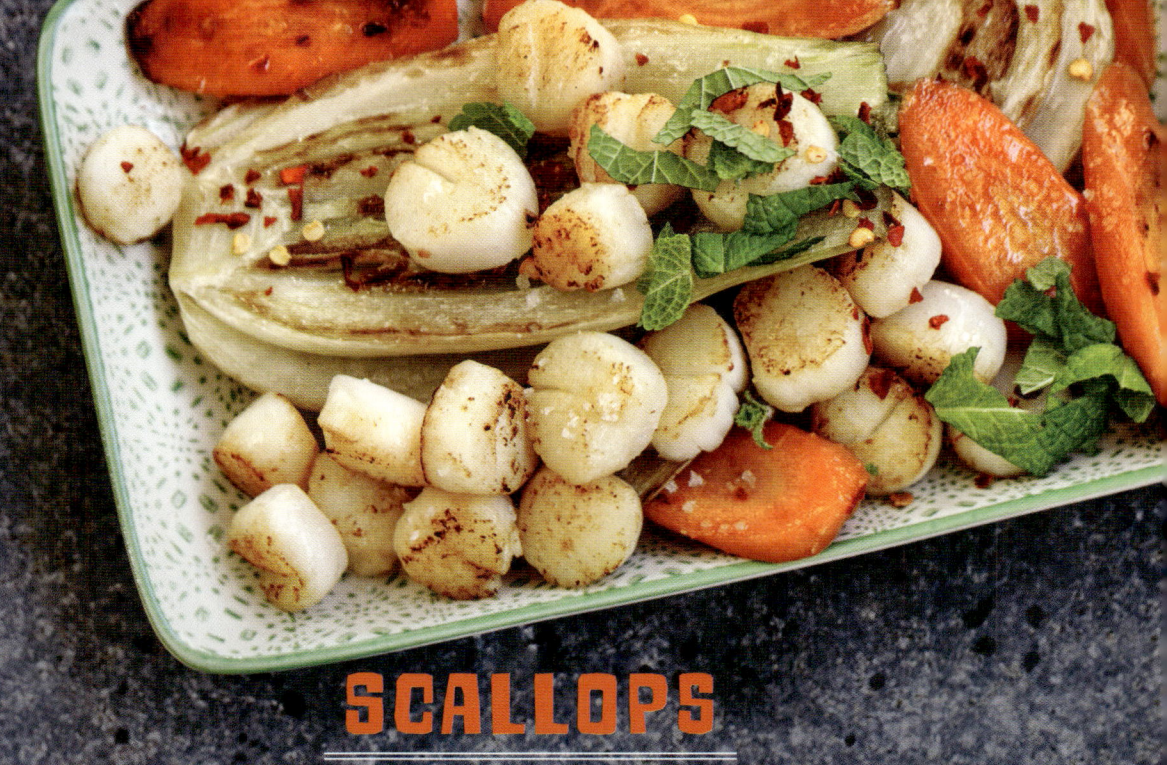

SCALLOPS

AUF GEBRATENEM FENCHEL

Für 2 Personen:
500 g Fenchel
300 g Möhren
200 g tiefgekühlte Scallops
(Kammmuscheln;
aus Wildfang)
1 Knoblauchzehe
30 g natives Kokosöl
(oder Butterschmalz)
Chiliflocken
Salz
etwas gehackte Minze

Pro Portion: 20 g EW, 15 g F,
18 g KH, 8 g BST, 308 kcal

1 Den Fenchel putzen, waschen und halbieren, den harten Strunk entfernen. Die Stiele kürzen, das Grün abschneiden und beiseitestellen. Die Knollen in etwa 1 cm dicke Scheiben schneiden. Die Möhren schälen und schräg in Scheiben schneiden.

2 Die Muscheln im Kühlschrank etwas antauen lassen, dann kalt abbrausen und trocken tupfen. Knoblauch schälen und in feine Würfel schneiden.

3 Das Fett in einer Pfanne erhitzen und den Fenchel darin etwa 5 Minuten anbraten. Die Möhren hinzufügen und zugedeckt 4 Minuten garen. Knoblauch dazugeben und kurz mitbraten. Mit Chiliflocken und Salz würzen. Das Gemüse aus der Pfanne nehmen und warm halten.

4 Dann die Scallops in der Pfanne auf beiden Seiten etwa 3 Minuten braten. Die Pfanne vom Herd nehmen, das Gemüse wieder hinzufügen und alles 2 Minuten ziehen lassen. Mit Salz und mit Minze bestreuen.

HÜHNEREINTOPF

MIT KICHERERBSEN

Für 2 Personen:
300 g Hähnchenbrustfilet
1 Möhre
2 Zwiebeln
1 walnussgroßes Stück
Ingwer
2 EL Rapsöl
Salz
½ Lorbeerblatt
700 ml Hühnerbrühe
1 Dose Kichererbsen
(400 g Abtropfgewicht)
Pfeffer
etwas Zitronensaft
½ Bund Koriander

Pro Portion: 47 g EW, 15 g F,
29 g KH, 8 g BST, 464 kcal

1 Das Hähnchenfleisch waschen, trocken tupfen und in mundgerechte Stücke schneiden. Die Möhre schälen und schräg in Scheiben schneiden. Zwiebeln und Ingwer schälen und in feine Würfel schneiden.

2 Das Öl in einem großen Topf erhitzen und das Fleisch darin bei mittlerer Hitze rundherum hellbraun anbraten. Mit Salz würzen, Zwiebeln und Ingwer hinzufügen und kurz andünsten. Dann Möhre, Lorbeerblatt und Brühe dazugeben und alles zugedeckt bei schwacher Hitze etwa 10 Minuten kochen.

3 Inzwischen die Kichererbsen in ein Sieb abgießen, kalt abbrausen und abtropfen lassen. Zum Eintopf geben und alles weitere 6 bis 8 Minuten kochen. Den Eintopf mit Salz, Pfeffer und Zitronensaft abschmecken. Koriander waschen und trocken schütteln, die Blätter abzupfen und fein hacken. Den Hühnereintopf mit Koriander bestreut servieren.

KICHERERBSEN STOPPEN HUNGER

Eigentlich sollte man immer eine Dose Kichererbsen zur Hand haben, besonders in Fällen von großem Appetit nach einer Fastenperiode. Sie sind wunderbar wandelbar, nehmen Düfte und Aromen auf und schaffen einen milden Kontrast zu Scharfem und Würzigem. Einfach ein, zwei Löffel davon in Salate, Suppen oder Schmorgerichte „mogeln". Das macht satt und glücklich.

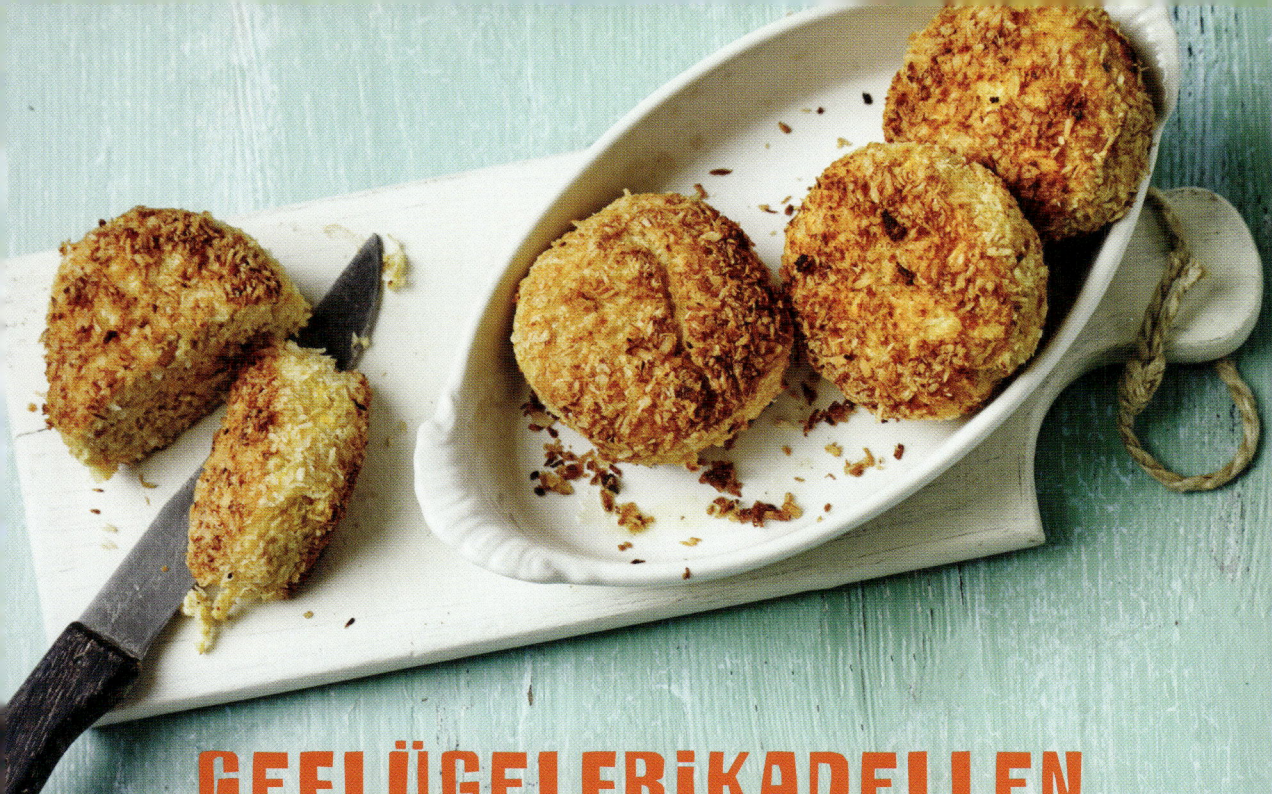

GEFLÜGELFRIKADELLEN

IN KOKOSPANADE

Für 2 Personen:
200 g Gemüse
(z. B. Lauch, Möhren,
Staudensellerie, Fenchel)
250 g gut gekühltes Geflügelfleisch (z. B. Hähnchen
oder Pute)
2 EL feine Haferflocken
50 g Speisequark (Fettstufe
nach Belieben)
1 EL Sojasauce
Salz, Pfeffer
2 EL Kokosraspel
2 EL Rapsöl

Pro Portion: 34 g EW, 16 g F,
4 g KH, 3 g BST, 311 kcal

1 Das Gemüse putzen und waschen bzw. schälen. Erst in grobe Stücke schneiden und diese anschließend im Blitzhacker fein hacken.

2 Das gekühlte Geflügelfleisch in feine Würfel schneiden und portionsweise im Blitzhacker zerkleinern oder durch den Fleischwolf drehen.

3 Das Geflügelhackfleisch mit Gemüse, Haferflocken, Quark und Sojasauce mischen und mit Salz und Pfeffer würzen. Mit angefeuchteten Händen aus der Hackmasse 4 Frikadellen formen und in den Kokosraspeln wenden, dabei die Raspel fest andrücken.

4 Das Öl in einer beschichteten Pfanne erhitzen und die Frikadellen darin bei mittlerer Hitze auf beiden Seiten 6 Minuten braun braten. Noch etwa 5 Minuten auf der abgeschalteten Herdplatte ziehen lassen, danach servieren.

PUTENBRATEN

AUF MEDITERRANEM GEMÜSE

Für 2 Personen:
500 g Putenbrust
Salz, Pfeffer
1 rote Zwiebel
1 Knoblauchzehe
1 gelbe Paprikaschote
½ Aubergine
1 kleiner Zucchino
200 g Tomaten
3 EL Olivenöl

Saft von 1 Zitrone
100 ml Rinderbrühe
(siehe Seite 162 oder Instant)
½ TL Tomatenmark
3 – 4 Stiele Estragon
(ersatzweise Basilikum, Liebstöckel oder Petersilie)

Pro Portion: 65 g EW, 18 g F,
10 g KH, 5 g BST, 488 kcal

1 Die Putenbrust waschen, trocken tupfen und mit Salz und Pfeffer würzen. Zwiebel und Knoblauch schälen und fein würfeln. Paprikaschote halbieren, entkernen, waschen und in feine Streifen schneiden. Aubergine und Zucchino putzen, waschen und in dünne Scheiben schneiden. Die Tomaten waschen und in Würfel schneiden, dabei die Stielansätze entfernen.

2 Den Backofen auf 200 °C vorheizen. In einer beschichteten Pfanne 1 EL Öl erhitzen und das Fleisch darin rundherum anbraten, herausnehmen und beiseitestellen. Das restliche Öl in die Pfanne geben und

Zwiebel und Knoblauch darin andünsten. Das Gemüse dazugeben und unter Wenden etwa 3 Minuten mitdünsten.

3 Zitronensaft, Brühe und Tomatenmark unterrühren, alles kurz dünsten und in einen kleinen Bräter geben. Die Putenbrust darauflegen und zugedeckt im Ofen auf der mittleren Schiene etwa 35 Minuten garen.

4 Den Estragon waschen und trocken schütteln, die Blätter abzupfen und fein hacken. Den Putenbraten aus dem Ofen nehmen und mit dem Gemüse anrichten. Zum Servieren mit Estragon bestreuen.

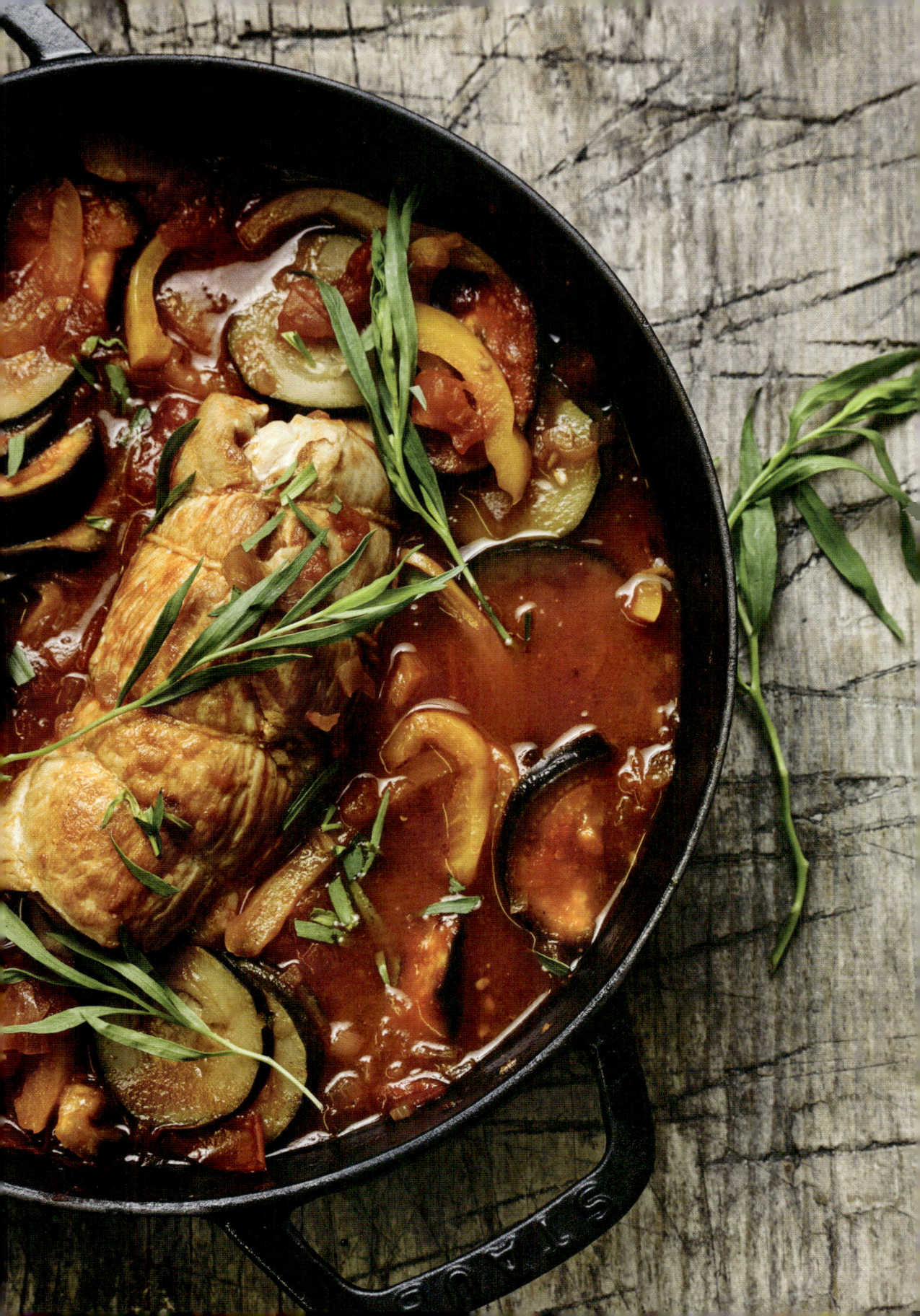

RiNDFLEiSCHSPiESSE

AUF KOREANISCHE ART

Für 2 Personen:
3 Scheiben Rumpsteak
(je ca. 1 cm dick; à ca. 300 g)
250 g Frühlingszwiebeln
2 EL süße Sojasauce
1 EL Reiswein
1 EL Zitronensaft, Pfeffer

1 TL geröstetes Sesamöl
1 Knoblauchzehe
1 EL Öl zum Braten oder Grillen
Holzspieße

Pro Portion: 35 g EW, 13 g F,
11 g KH, 4 g BST, 318 kcal

1 Die Fleischscheiben der Länge nach erst in etwa 2 cm dicke Streifen schneiden und diese dann jeweils halbieren. Die Frühlingszwiebeln putzen, waschen und etwas kürzer als die Fleischstreifen schneiden (da sie später beim Braten etwas „einlaufen").

2 Für die Marinade die Sojasauce mit Reiswein, Zitronensaft, Pfeffer und Sesamöl mischen. Den Knoblauch schälen und dazupressen. Die Fleischstreifen in der Marinade etwa 30 Minuten ziehen lassen, dabei ab und zu wenden.

3 Je 4 Fleischstreifen und 3 Frühlingszwiebelstücke abwechselnd auf einen Spieß stecken, dabei mit dem Fleisch beginnen.

4 Das Öl in einer Pfanne erhitzen und die Spieße darin auf beiden Seiten etwa 2 Minuten braten. Alternativ die Spieße mit Öl bestreichen und auf dem Holzkohlegrill braten. Sofort servieren.

TiPP

Besonders dekorativ sehen die Spieße aus, wenn Sie jeden Fleischstreifen so auf den Holzspieß „auffädeln", dass der Rest wie bei einer Fahne herunterhängt. Anschließend 1 Frühlingszwiebel danebenstecken, dann wieder 1 Fleischstreifen und so weiter. Auf diese Weise entstehen flache, fast quadratische Spieße, die nur an einer Seite fixiert sind und hübsch „gestreift" aussehen. Das überstehende Holz der Spieße abbrechen.

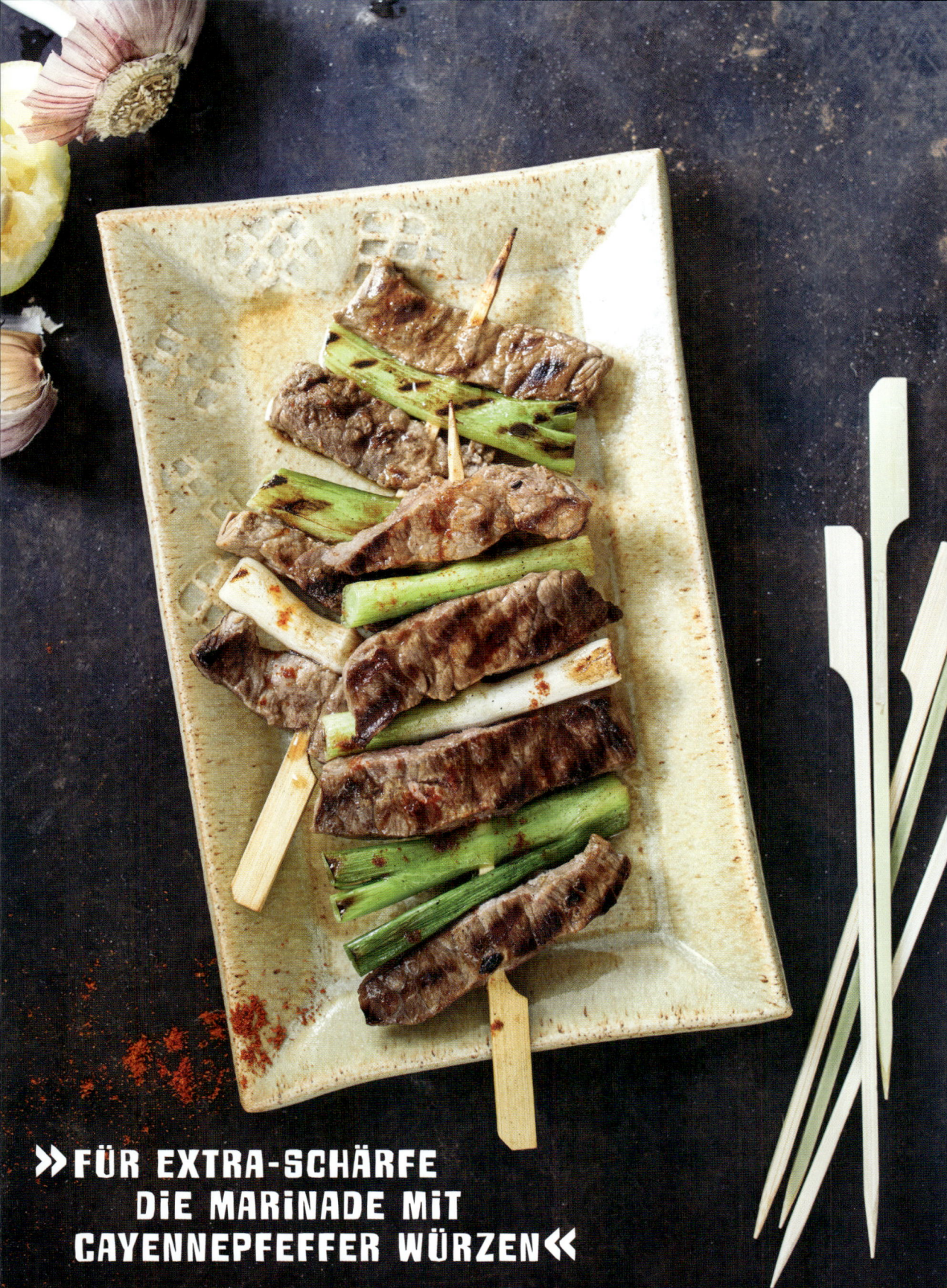

>>FÜR EXTRA-SCHÄRFE
DIE MARINADE MIT
CAYENNEPFEFFER WÜRZEN<<

VOLLKORNSPAGHETTI

MIT SAUCE BOLOGNESE

Für 2 Personen:
350 g Suppengrün
2 Zwiebeln
1 Knoblauchzehe
1 EL Olivenöl
200 g Rinderhackfleisch
1 Dose Tomatenstücke
(ca. 400 g)
1 EL Schinkenwürfel
(aus dem Kühlregal)
150 g Vollkornspaghetti
Salz, Pfeffer
1 EL Oregano- oder Thymianblätter (ersatzweise
½ TL getrocknete Kräuter)
2 EL geriebener Parmesan

Pro Portion: 37 g EW, 26 g F,
57 g KH, 15 g BST, 647 kcal

1 Das Suppengrün putzen und waschen bzw. schälen. Dann grob zerkleinern und portionsweise im Blitzhacker etwa auf Reiskorngröße hacken. Zwiebeln und Knoblauch schälen und in feine Würfel schneiden.

2 Das Öl in einer großen Pfanne erhitzen und das Hackfleisch darin unter Rühren krümelig braun anbraten. Zwiebeln, Knoblauch und Gemüse dazugeben und unter Rühren 2 Minuten kräftig mit anbraten.

3 Tomatenstücke und Schinkenwürfel hinzufügen. Alles offen etwa 15 Minuten schmoren, dabei die Sauce dicklich einkochen lassen. Inzwischen die Spaghetti in kochendem Salzwasser nach Packungsanweisung bissfest garen.

4 Die Sauce mit Salz, Pfeffer und Oregano würzen, nochmals aufkochen und bei schwacher Hitze 5 Minuten durchziehen lassen. Die Sauce bolognese mit den Spaghetti anrichten und mit Parmesan bestreut servieren.

LEICHTER KLASSIKER

Im Vergleich zu einem klassischen Pasta-bolognese-Rezept fallen hier die Fleisch- und Gemüsemengen etwas größer aus, die Nudelmenge ist dafür kleiner gehalten. Der Genuss leidet darunter übrigens nicht, ganz im Gegenteil! Wer lieber vegetarisch isst, kann anstelle von Rindfleisch auch vegetarisches Hack aus Soja für die Sauce verwenden. Die getrockneten Sojabrösel einfach kurz in Gemüsebrühe quellen lassen und dann zubereiten.

FLAMMKUCHEN

MIT SPECK UND SCHNITTLAUCH

Für 2 Personen:
150 g Dinkelmehl Type 1050
(oder Weizenmehl
Type 1050)
½ Päckchen Trockenhefe
Salz
1 EL Olivenöl
1 EL Weißweinessig
1 Möhre (ca. 125 g)
75 g saure Sahne (10 % Fett)
Pfeffer
50 g Bacon (Frühstücksspeck;
in Scheiben)
1 Bund Schnittlauch
Öl für die Folie
Mehl für die Arbeitsfläche

Pro Portion: 15 g EW, 18 g F,
59 g KH, 7 g BST, 485 kcal

1 Am Vortag das Mehl mit Hefe und ¼ TL Salz mischen. Öl, Essig und 100 ml Wasser verrühren und hinzufügen. Alles mit den Knethaken des Handrührgeräts so lange glatt kneten, bis sich der Teig vom Schüsselrand löst. Mit geölter Frischhaltefolie zugedeckt über Nacht kühl stellen.

2 Am nächsten Tag den Backofen auf 240 °C vorheizen. Die Möhre schälen, grob raspeln und mit der sauren Sahne verrühren, mit wenig Salz und Pfeffer würzen. Die Baconscheiben in etwa 4 cm lange Stücke schneiden. Den Schnittlauch waschen, trocken schütteln und in feine Röllchen schneiden.

3 Das Backblech im Ofen vorheizen. Den Teig auf der leicht bemehlten Arbeitsfläche durchkneten, halbieren und jede Hälfte zu einem dünnen, länglichen Fladen ausrollen. Beide Fladen auf ein etwa backblechgroßes Stück Backpapier legen.

4 Die Möhrenmischung auf den Fladen verstreichen, dabei außen einen kleinen Rand frei lassen, und die Baconstücke darauf verteilen. Das Backpapier auf das heiße Blech ziehen und die Flammkuchen im Ofen auf der zweiten Schiene von unten 8 bis 10 Minuten knusprig backen. Herausnehmen, mit Schnittlauch bestreuen und heiß servieren.

SCHWEINENACKEN

AUS DEM TONTOPF

Für 4 Personen:
je 200 g Möhren, Zwiebeln
und Knollensellerie
700 g Schweinenacken
(Kamm; ohne Knochen)
Salz
1 EL natives Kokosöl
(oder Butterschmalz)
¼ l Rinderbrühe
(siehe Seite 162 oder Instant)

2 EL Sojasauce
2 Frühlingszwiebeln
1 Tomate
Pfeffer
Nelkenpulver
gemahlener Kardamom
etwas Zitronensaft

Pro Portion: 33 g EW, 27 g F,
7 g KH, 3 g BST, 410 kcal

1 Einen Tontopf (z. B. Römertopf) in kaltem Wasser etwa 15 Minuten wässern, um den Ton zu befeuchten. Währenddessen Möhren, Zwiebeln und Sellerie schälen und klein schneiden. Das Fleisch nur leicht salzen und in einer Pfanne im Öl rundherum hellbraun anbraten. Das Gemüse dazugeben und 3 Minuten mitbraten.

2 Fleisch und Gemüse in den Tontopf geben, Brühe und Sojasauce dazugießen. Den Topf schließen, in den kalten Backofen schieben und diesen auf 200 °C heizen. Den Braten im Ofen auf der mittleren Schiene etwa 1 Stunde 20 Minuten garen.

3 Inzwischen die Frühlingszwiebeln putzen, waschen und schräg in hauchdünne Ringe schneiden. Tomate waschen und in feine Würfel schneiden, dabei den Stielansatz entfernen. Das Fleisch aus dem Topf nehmen, warm halten. Für die Sauce Bratsaft mit Gemüse fein pürieren. Falls nötig, noch etwas Brühe hinzufügen. Sauce mit Salz, je 1 Prise Pfeffer, Nelken, Kardamom und dem Zitronensaft abschmecken. Fleisch in Scheiben schneiden und mit Sauce, Frühlingszwiebeln und Tomaten servieren.

TIPP

Schweinebraten in einem Diätbuch? Warum nicht? Tierische Fette gelten unter Experten nicht mehr als herzschädlich und extremes Fettsparen ist bei der Uhr-Diät nicht angesagt. Ein Blick auf die Nährstoffangaben zeigt: Mit gut 400 kcal ist eine Portion zwar kein Leichtgewicht, aber mit Salat oder fettarm gedünstetem Gemüse eine wunderbare Mahlzeit.

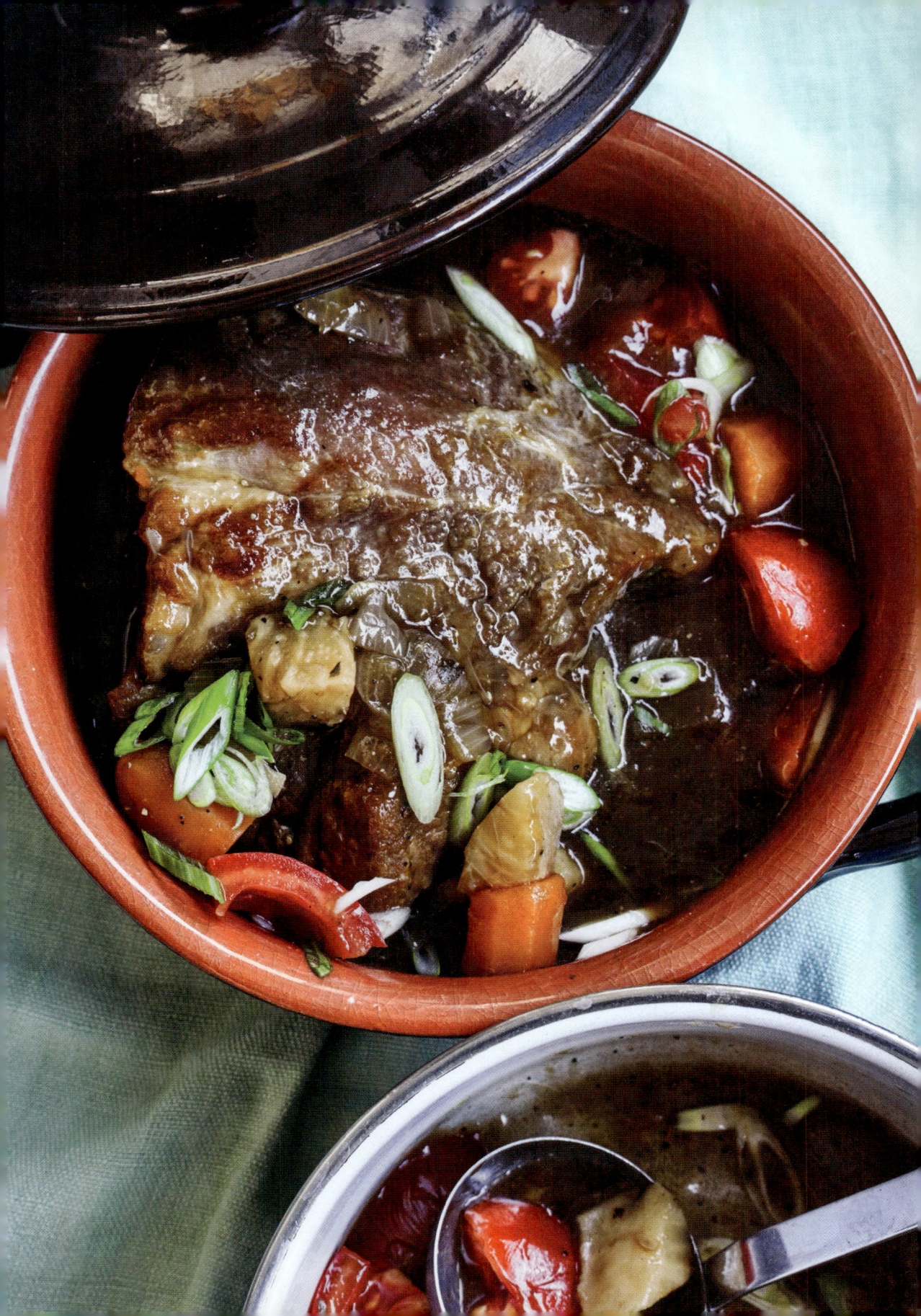

SCHWEINEKOTELETTS

MIT ZWIEBEL-INGWER-SAUCE

Für 2 Personen:
200 g Zwiebeln
1 walnussgroßes Stück
Ingwer
1 EL Rapsöl
150 ml Rinderbrühe
(siehe Seite 162 oder Instant)
1 TL milder Senf
1 EL Schmand
2 Schweinekoteletts
(à ca. 170 g)
Salz, Pfeffer
1 TL rosa Pfefferbeeren
1 EL Schnittlauchröllchen

Pro Portion: 34 g EW, 16 g F,
6 g KH, 2 g BST, 313 kcal

1 Zwiebeln und Ingwer schälen und beides in feine Würfel schneiden. 1 TL Öl in einem Topf erhitzen und Zwiebeln und Ingwer darin andünsten. Die Brühe dazugießen, Senf und Schmand unterrühren und alles zugedeckt bei schwacher Hitze 15 bis 20 Minuten garen.

2 Inzwischen die Koteletts waschen, trocken tupfen und mit Salz und Pfeffer würzen. Im übrigen Öl in einer Pfanne auf beiden Seiten braun anbraten, dann bei mittlerer Temperatur 10 bis 12 Minuten fertig garen. Die Koteletts aus der Pfanne nehmen und warm halten.

3 Die Zwiebelmischung mit dem Stabmixer fein pürieren und mit dem Bratsatz verrühren. Die Zwiebel-Ingwer-Sauce mit Salz und Pfeffer würzen und über die Koteletts gießen. Die Pfefferbeeren im Mörser grob zerstoßen, zum Servieren mit dem Schnittlauch über die Koteletts streuen.

BEERIGE GESCHMACKSWUNDER

Das Aroma der rosa Pfefferbeeren verfliegt schnell, deshalb sollten Sie sie am besten erst unmittelbar vor dem Servieren aufstreuen und nach dem Mörsern nicht allzu lange herumstehen lassen. Botanisch gesehen handelt es sich bei den netten roten Perlchen um die Früchte des peruanischen Sumach-Strauchs. Damit sie ihr pfefferähnliches Aroma erhalten, legt man sie in ihrer Heimat traditionell in Salzlake ein.

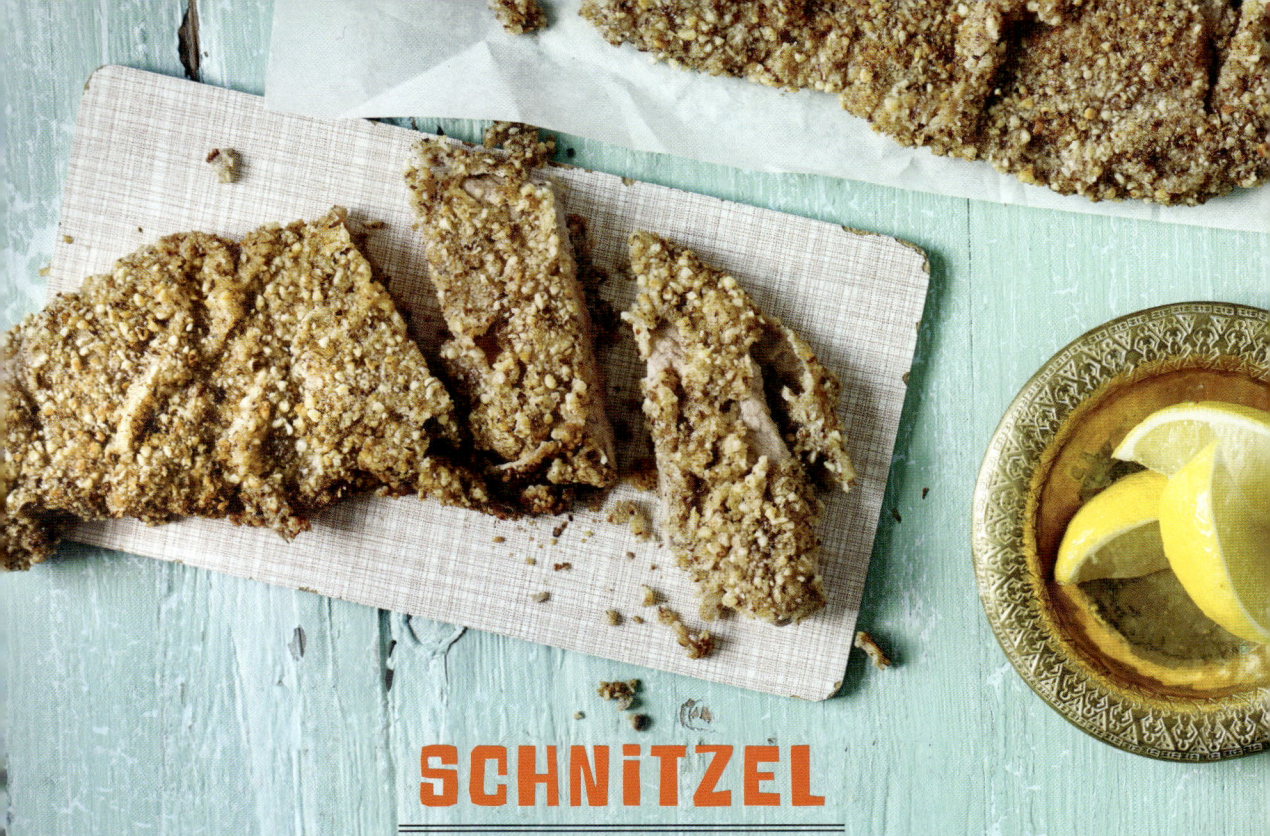

SCHNITZEL

MIT HASELNUSSKRUSTE

Für 2 Personen:
2 Kalbs- oder Schweine-
schnitzel (à ca. 150 g)
Salz, Pfeffer
1 Ei
60 g geriebene Haselnüsse
2 EL natives Kokosöl
(oder Butterschmalz)

Pro Portion: 38 g EW, 27 g F,
2 g KH, 2 g BST, 409 kcal

1 Die Schnitzel mit Salz und Pfeffer würzen. Das Ei in einen tiefen Teller geben und mit einer Gabel verquirlen. Die geriebenen Nüsse ebenfalls in einen tiefen Teller geben. Die Schnitzel zuerst durch das Ei ziehen und dann in den Nüssen wenden, dabei die Panade fest andrücken.

2 Das Kokosöl in einer großen Pfanne erhitzen und die Schnitzel darin bei mittlerer Hitze auf beiden Seiten 4 bis 5 Minuten braten. Aus der Pfanne nehmen und kurz auf Küchenpapier abtropfen lassen. Zu den Schnitzeln passt ein knackiger Blattsalat.

TIPP
Für eine Kokoskruste können Sie die Schnitzel einfach in Kokos-raspeln anstelle von Haselnüssen wenden. Dann passen sie super zu Asia-Gemüse oder -Rohkost!

FASTENBRÜHE
KOCHEN

Selbst gekochte Brühen schmecken wunderbar aromatisch und kosten fast nichts, wenn man Gemüsereste verwendet und alles, was beim Gemüseputzen so abfällt.

ALLES KANN REIN!

Wer gern kocht, dem tut es oft leid, Reste von Gemüse und Kräutern wegzuwerfen, die nicht mehr ganz taufrisch sind. Die beste Verwertung dafür: ab in die Fastenbrühe! Beim Gemüse können Sie also nach Lust und Laune wählen: Lauch, Möhren, Knollensellerie, Zwiebeln, Tomaten, Pastinaken oder Fenchel. Bestens eignen sich auch Putzreste von Pilzen und Ingwer, Stiele und Reste von Kräutern, Radieschen-, Möhren- und Kohlrabiblättern, Brokkoli oder Blumenkohl, Spargelschalen und -abschnitte.

MACHT FIT

Eine selbst gemachte Gemüsebrühe, nach dem Rezept auf der rechten Seite gekocht, schmeckt wunderbar würzig und immer wieder anders. Sie liefert so gut wie keine Kalorien, enthält aber durch den hohen Gemüseanteil ungleich mehr Nähr- und Mineralstoffe als gekaufte Produkte. An Fastentagen dürfen Sie außerdem ruhig 1 kräftige Prise Salz hineingeben, damit der Körper nicht zu viel Wasser ausschwemmt. Denn dann fühlen sich einige Menschen schlapp, weil ihr Blutdruck schnell absinkt.

IMMER ZUR HAND

Für den Vorrat die durchgesiebte Brühe erneut kurz aufkochen und sofort noch kochend heiß in saubere Schraubgläser füllen. Die Gläser sofort verschließen, vollständig abkühlen lassen und im Kühlschrank aufbewahren oder die Brühe tiefkühlen. Im Kühlschrank hält sich die Brühe etwa 6 Wochen, tiefgekühlt sogar etwa 6 Monate.

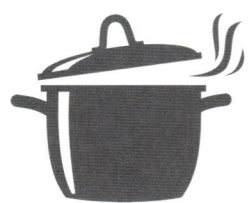

Diese Brühe wärmt den Magen und liefert reichlich Mineralstoffe und Spurenelemente.

NÄHRSTOFFREICHE GEMÜSEBRÜHE

Für ca. 3 Liter Brühe **1 ½ kg Gemüse** waschen (siehe Seite 160), dabei nicht putzen, sondern nur Wurzelansätze und unschöne Stellen entfernen. Klein schneiden und in einem großen Topf mit **3 l kaltem Wasser** aufkochen.

·

1 Prise gemahlene Kurkuma, 2 Lorbeerblätter sowie **¼ TL schwarze Pfefferkörner** oder **Fenchelsamen** hinzufügen und die Brühe zugedeckt bei schwacher Hitze etwa 1 Stunde köcheln lassen. Die Temperatur ist ideal, wenn nur langsam kleine Blasen aufsteigen.

·

½ unbehandelte Zitrone heiß waschen, abtrocknen und die Schale hauchdünn abschälen. Dann die Zitronenhälfte auspressen. Die Schale etwa 5 Minuten vor Ende der Garzeit in der Brühe mitköcheln lassen.

·

Die Brühe durch ein feines Sieb gießen, dabei das Gemüse entfernen. Die Brühe mit **Zitronensaft** und **Pfeffer** abschmecken. Erst bei Verwendung salzen (Tipps zur Aufbewahrung siehe Seite 160).

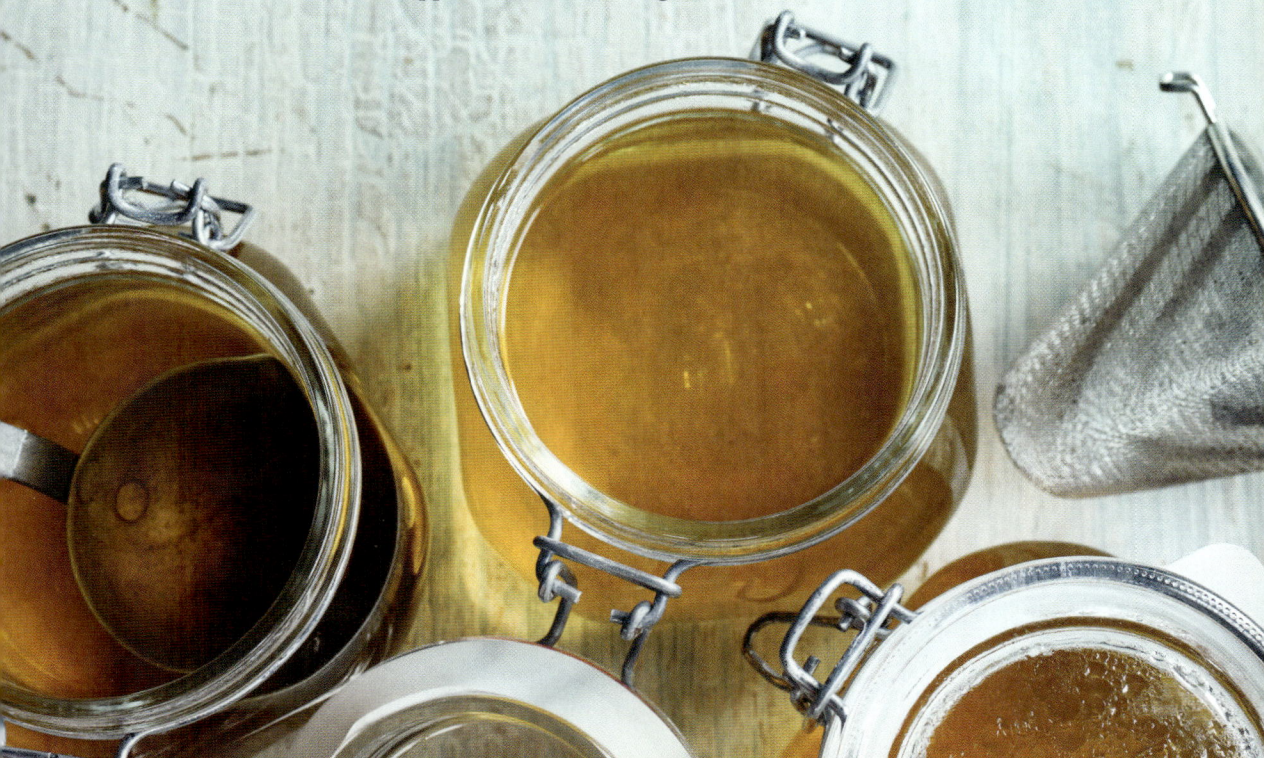

RINDERBRÜHE

FÜR DEN VORRAT

Zutaten für ca. 4 Liter:
800 g Rinderknochen
(z. B. vom Roastbeef;
am besten beim Metzger
vorbestellen und
zerkleinern lassen)
500 g Sandknochen
(ohne Mark)
500 g Rindfleisch zum Kochen
(z. B. Querrippe, Beinscheibe
oder Brust)

einige Kräuterstiele
(z. B. Petersilie, Liebstöckel oder
Thymian; Blätter anderweitig
verwenden)
2 Lorbeerblätter
5 – 6 schwarze Pfefferkörner
2 Zwiebeln
1 Bund Suppengrün

Pro Liter: 20 g EW, 1 g F,
0 g KH, 0 g BST, 90 kcal

1 Die Knochen waschen und mit dem Fleisch in einen großen Topf geben. Kräuterstiele, Lorbeerblätter, Pfefferkörner und 4½ l kaltes Wasser hinzufügen und alles langsam zum Kochen bringen. Die Brühe offen bei schwacher Hitze etwa 3 Stunden leicht köcheln. Die Temperatur ist ideal, wenn nur langsam kleine Blasen aufsteigen.

2 Nach etwa 2½ Stunden Garzeit die Zwiebeln schälen und halbieren. Das Suppengrün putzen, waschen bzw. schälen und in kleine Stücke schneiden. Die Zwiebeln und das Gemüse in die Brühe geben und noch 30 Minuten mitgaren.

3 Das Fleisch aus der Brühe nehmen, wenn es weich gekocht ist, und die Brühe durch ein feines Sieb gießen. Das Gemüse und das Suppenfleisch anderweitig verwenden (z. B. für einen Salat oder Eintopf).

4 Die Brühe entfetten – das geht am besten mit einem Fettabscheidekännchen. Alternativ die Brühe abkühlen lassen und über Nacht kühl stellen, dann lässt sich die erstarrte Fettschicht am nächsten Tag ganz einfach abheben. Dabei nicht das ganze Fett entfernen, denn ein paar Fettaugen sind wichtig für das Aroma. Die Rinderbrühe nach Belieben weiterverwenden.

TIPP

Zum Einfrieren die Brühe in Gefäße, Muffinformen oder Beutel verpacken. Praktisch sind kleine Portionen, die später beim Kochen sofort auftauen. Die Rinderbrühe hält sich tiefgekühlt etwa 6 Monate.

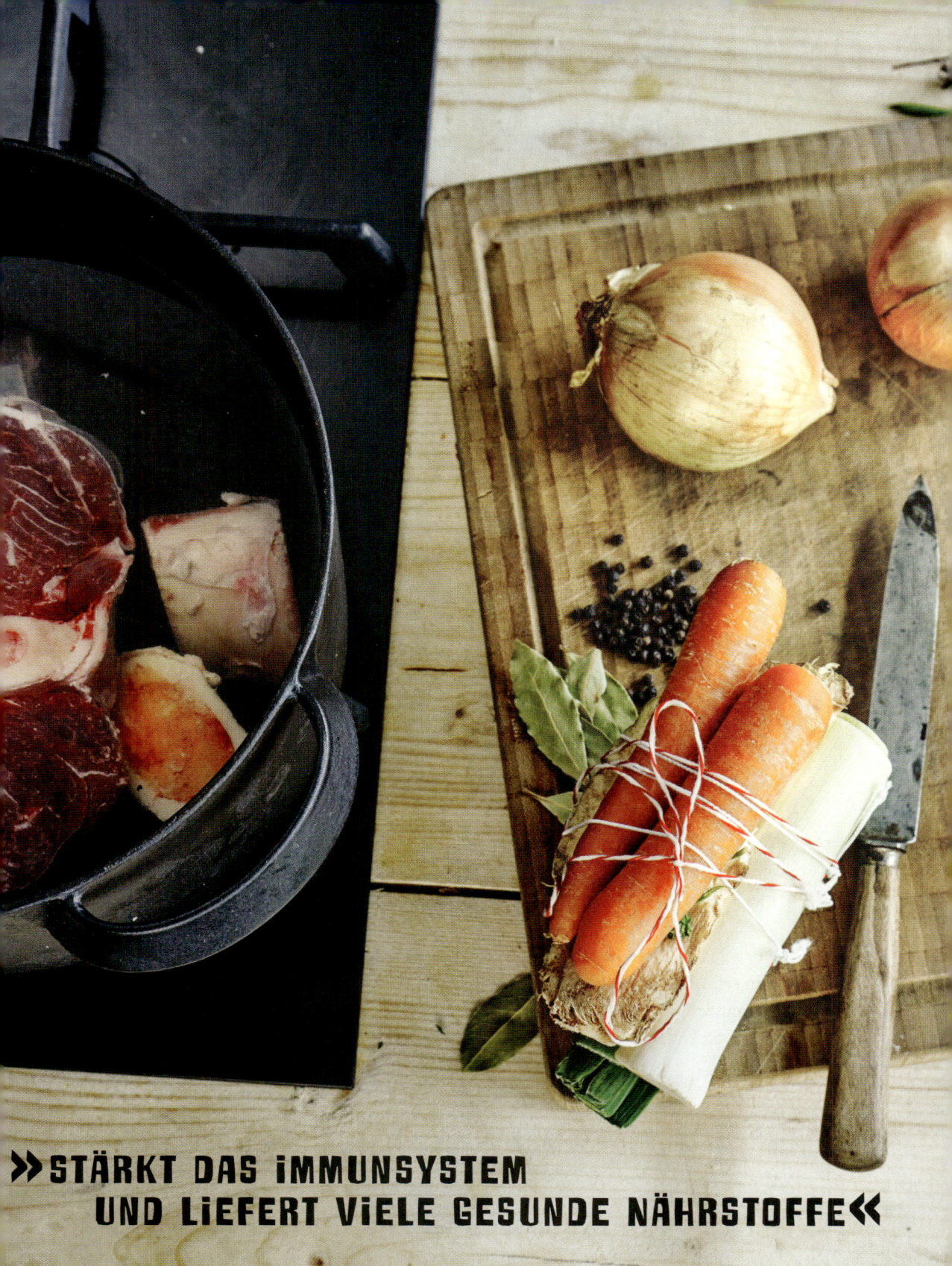

>> STÄRKT DAS IMMUNSYSTEM
UND LIEFERT VIELE GESUNDE NÄHRSTOFFE <<

LOW-FAT-DRESSING

MIT KNOBLAUCH

Zutaten für 8 Personen:
1 Zwiebel
1 walnussgroßes Stück
Ingwer
1 Knoblauchzehe
300 ml Gemüsebrühe
(siehe Seite 161 oder Instant)
¼ l Möhrensaft
Chiliflocken
1 TL Guarkernmehl
1 unbehandelte Limette
Salz
1 TL Senf

Pro Portion: 0 g EW, 0 g F,
3 g KH, 1 g BST, 17 kcal

1 Zwiebel, Ingwer und Knoblauch schälen und in feine Würfel schneiden oder im Blitzhacker zerkleinern. Brühe und Möhrensaft in einen Topf gießen, Zwiebel, Ingwer, Knoblauch und 1 Prise Chiliflocken dazugeben und alles aufkochen. Etwa 3 Minuten garen, dann das Guarkernmehl gründlich unterrühren.

2 Die Limette heiß waschen, abtrocknen und die Schale abreiben. Die Frucht halbieren und auspressen. Die angedickte Brühe mit Limettensaft und -schale, Salz und Senf abschmecken. Anschließend nochmals aufkochen.

3 Das Dressing kochend heiß in kleine, heiß gespülte Schraubgläser füllen und fest verschließen. Erst danach abkühlen lassen und bis zum Gebrauch im Kühlschrank aufbewahren. Es ist etwa 1 Woche haltbar. Vor dem Verwenden im Schraubglas nochmals aufschütteln.

BASICS: SALAT-DRESSINGS

Sie können das Low-Fat-Dressing noch mit gehackten Kräutern, Kapern oder Oliven abwandeln. Auch 1 TL gutes Öl rundet den Geschmack ab. Wichtig: Alle frischen Zutaten immer erst zum Servieren hinzufügen, sonst hält sich das Dressing nicht so lange. Das Low-Carb-Dressing liefert wenig Kohlenhydrate, aber eine gute Portion Eiweiß. Bei Empfindlichen fördern schnelle Kohlenhydrate das Hungergefühl und sind deshalb ungünstig.

SALATDRESSING

OHNE FETT

Für 8 Personen:
2 Zwiebeln
30 g Softaprikosen
½ l Gemüsebrühe
(siehe Seite 161 oder Instant)
1 TL Guarkernmehl
abgeriebene Schale und Saft
von 1 unbehandelten Zitrone
Salz, Pfeffer, 1 EL Senf

Pro Portion: 1 g EW, 0 g F,
2 g KH, 1 g BST, 20 kcal

1 Die Zwiebeln schälen und in feine Würfel schneiden. Die Aprikosen fein hacken. Die Brühe mit den Zwiebeln und Aprikosen etwa 3 Minuten kochen, dann das Guarkernmehl gleichmäßig einrühren.

2 Angedickte Brühe mit Zitronensaft, 2 TL Zitronenschale, Salz, Pfeffer und Senf würzen. Nochmals aufkochen.

3 Das Dressing kochend heiß in kleine, heiß gespülte Schraubgläser füllen und fest verschließen. Erst danach abkühlen lassen und im Kühlschrank aufbewahren. Vor dem Verwenden im Schraubglas nochmals aufschütteln.

LOW-CARB-DRESSING

MIT SEIDENTOFU

Für 4 Personen:
150 g Seidentofu
(oder Sojacreme)
150 ml Tomatensaft
1 EL Rotweinessig
Salz, Pfeffer
(oder Cayennepfeffer)

Pro Portion: 2 g EW, 2 g F,
2 g KH, 1 g BST, 26 kcal

1 Den Seidentofu mit dem Tomatensaft und dem Essig in einen hohen Rührbecher geben und mit dem Schneebesen verquirlen. Alternativ die Zutaten mit dem Stabmixer fein pürieren. Das Low-Carb-Dressing mit Salz und Pfeffer kräftig abschmecken.

2 Das Dressing in ein Schraubglas füllen, es hält sich im Kühlschrank etwa 1 Woche. Zum Servieren gut schütteln und portionsweise entnehmen. Nach Belieben mit gehackten Kräutern verfeinern und zu Salat servieren.

KAMUT-BEILAGE

MIT KURKUMA

Für 10 Personen:
500 g Kamut (Urweizen;
ersatzweise Emmer oder
Dinkel; siehe Tipp)
Salz
½ TL gemahlene Kurkuma
2 – 3 Lorbeerblätter

Pro Portion: 8 g EW, 1 g F,
30 g KH, 5 g BST, 174 kcal

1 Am Vortag die Kamut-Körner in einem großen Topf mit reichlich Wasser bedecken und über Nacht quellen lassen. Am nächsten Tag Salz, Kurkuma und Lorbeerblätter hinzufügen. Die Körner aufkochen und bei schwacher Hitze 50 bis 60 Minuten garen.

2 Die Körner (am besten mithilfe eines Einmachtrichters) so in kleine, heiß gespülte Schraubgläser füllen, dass sie mit kochend heißer Kochflüssigkeit bedeckt sind. Sofort den Deckel (vorher in heißes Wasser gelegt!) fest aufschrauben und die Gläser zum Abkühlen beiseitestellen.

3 Die abgekühlten Gläser überprüfen, ob sich ein Vakuum gebildet hat. Man erkennt das daran, dass der Deckel fest schließt. Die Gläser im Kühlschrank aufbewahren, dann ist der Kamut mindestens 3 Wochen haltbar. Schmeckt als vegetarisches Gericht zu Dicken Bohnen (siehe Seite 131).

URWEIZEN-KÖRNER

Die gegarten, durch Kurkuma leuchtend gelb gefärbten Getreidekörner schmecken nussig-würzig. Als sättigende und dekorative Zugabe sind sie immer zur Hand und ergänzen Suppen, Salate und Gemüsegerichte. Unter dem Namen „Kamut" bieten Bioläden diese alte Weizensorte an, die ursprünglich aus dem Iran stammt und heute vor allem in den USA angebaut wird. Emmer, auch Zweikorn genannt, ist ein Vorläufer des heute angebauten Dinkels. Er zählt zu den ältesten Getreidesorten und wird wegen seines guten Geschmacks immer beliebter.

HAFERKNÄCKE

MIT KREUZKÜMMEL

Für ca. 18 Stück:
500 g kernige Haferflocken
1 TL Salz
¼ TL gemahlener
Kreuzkümmel
Cayennepfeffer (oder einige
Spritzer Tabasco)
1 gestrichener TL Backpulver
2 EL Walnussöl
ca. 50 g feine Haferflocken

Pro Stück: 4 g EW, 3 g F,
18 g KH, 3 g BST, 124 kcal

1 Den Backofen auf 175 °C vorheizen. Ein Backblech mit Backpapier belegen. Die kernigen Haferflocken im Blitzhacker fein hacken. Salz, Kreuzkümmel, 1 Prise Cayennepfeffer, Backpulver und Walnussöl hinzufügen und alles mit den Knethaken des Handrührgeräts mischen.

2 Nach und nach unter Rühren etwa 200 ml kochendes Wasser hinzufügen. Der Teig soll formbar, aber noch etwas klebrig sein. Ein Blatt Backpapier mit feinen Haferflocken bestreuen. Den Teig daraufsetzen, mit einem zweiten Blatt Backpapier belegen und zwischen dem Papier mit einem Nudelholz etwa ½ cm dick ausrollen.

3 Teigplatte in etwa spielkartengroße Rechtecke schneiden und jedes Rechteck auf das Blech legen. Die Knäckebrote im Ofen auf der mittleren Schiene etwa 40 Minuten backen. Dann die Ofentür öffnen und die Knäckebrote im geöffneten Ofen noch einige Minuten ruhen lassen. Die Haferknäcke schmecken nussig-aromatisch, sättigen nachhaltig, passen zu Salaten und sind etwa 2 Wochen haltbar.

AVOCADODIP

MIT KICHERERBSEN

Für 4 Personen:
1 reife Avocado
1 Knoblauchzehe
150 g Kichererbsen
(aus der Dose)
1 EL Walnuss- oder Rapsöl
Saft und abgeriebene Schale
von ½ unbehandelten Zitrone
Salz, Pfeffer
Chiliflocken (ersatzweise
rosenscharfes Paprikapulver
oder Piment d'Espelette)

Pro Portion: 3 g EW, 9 g F,
8 g KH, 3 g BST, 133 kcal

1 Die Avocado halbieren und den Kern entfernen. Die Avocadohälften schälen und in Stücke schneiden.

2 Den Knoblauch schälen und zerdrücken oder durchpressen. Die Kichererbsen in ein Sieb abgießen, kalt abbrausen und gut abtropfen lassen.

3 Avocado und Knoblauch mit den Kichererbsen in einen hohen Rührbecher geben. Das Öl dazugießen und alles mit dem Stabmixer fein pürieren.

4 Den Avocadodip mit etwas Zitronensaft und -schale würzen und mit Salz und Pfeffer kräftig abschmecken. Dann den Dip nochmals gut durchpürieren und mit 1 Prise Chiliflocken bestreut servieren.

MEHR ALS NUR EIN DIP

Gewürzte Cremes zum Dippen sind ideal als Vorspeise, wenn man sie mit frischen Gemüse-Sticks aus Möhren, Staudensellerie, Chicorée oder Kohlrabi serviert. Auch gut: Hauchdünne Roggenbrotscheiben kräftig rösten, in Streifen schneiden und zu einem Dip reichen. So fällt das Warten aufs Hauptgericht leichter. Die Dips halten sich gut verpackt 3 bis 4 Tage im Kühlschrank und eignen sich auch als Brotaufstrich oder zum Verfeinern von gebratenem Fleisch oder Fisch.

MÖHRENDIP

MIT JOGHURT UND SENF

Für 4 Personen:
400 g Möhren
125 ml Gemüsebrühe
¼ TL Guarkernmehl
2 EL griech. Joghurt
(10 % Fett)
2 – 3 TL Senf
1 Bund Schnittlauch
Salz, Pfeffer

Pro Portion: 1 g EW, 2 g F,
6 g KH, 3 g BST, 53 kcal

1 Die Möhren schälen und in kleine Stücke schneiden. Die Brühe in einen Topf geben und aufkochen. Die Möhren darin zugedeckt 15 bis 20 Minuten weich dünsten.

2 Die Möhren in der Brühe etwas abkühlen lassen, dann Guarkernmehl, Joghurt und Senf hinzufügen und alles mit dem Stabmixer fein pürieren.

3 Den Schnittlauch waschen, trocken schütteln und in feine Röllchen schneiden. Die Schnittlauchröllchen unter die Möhrenmischung rühren und den Dip zum Servieren mit Salz und Pfeffer abschmecken

SÜSSKARTOFFELDIP

MIT ERDNUSSCREME

Für 4 Personen:
1 Süßkartoffel (ca. 400 g)
Salz, 1 Knoblauchzehe
2 EL Erdnusscreme
2 EL Naturjoghurt
2 EL Sojasauce, Chiliflocken
etwas Zitronensaft

Pro Portion: 5 g EW, 7 g F,
28 g KH, 4 g BST, 208 kcal

1 Die Süßkartoffel schälen, klein schneiden und zugedeckt in wenig Salzwasser 15 Minuten weich dünsten. Dann abgießen, kurz ausdampfen und abkühlen lassen.

2 Inzwischen den Knoblauch schälen. Die Süßkartoffel der mit Erdnusscreme, dem durchgepressten Knoblauch, dem Joghurt und der Sojasauce in einen hohen Rührbecher geben und mit dem Stabmixer fein pürieren (das geht auch im Blitzhacker). Den Süßkartoffeldip mit Salz, Chiliflocken und Zitronensaft würzen.

ZUM WEITERLESEN
UND NACHSCHLAGEN

BÜCHER VON ELISABETH LANGE

– **Paleo-Diät für Einsteiger.** Die neue Steinzeitküche – pur genießen, gesund abnehmen. Gräfe und Unzer Verlag, München, 2015
– **Die 5:2-Diät.** 5 Tage essen – 2 Tage Diät. Gräfe und Unzer Verlag, München, 2014
– **Die Nebenbei-Diät.** Das Kochbuch. Stiftung Warentest, Berlin, 2014
– **Die Nebenbei-Diät.** Schlank werden für Berufstätige. Stiftung Warentest, Berlin, 2012
– **Gesunder Darm – Gesünder leben:** Mit der richtigen Ernährung zu neuem Lebensgefühl. Südwest Verlag, München, 2012
– **Die Nebenbei-Diät.** Schlank werden für Zwischendurch. Stiftung Warentest, Berlin, 2011

FACHLITERATUR

Für alle, die Lust haben, in die theoretischen Grundlagen tiefer einzusteigen: Eine Auswahl wissenschaftlicher Arbeiten, auf deren Erkenntnisse vieles in diesem Buch beruht.

– *Baumeier, Christian, et al.*: Caloric restriction and intermittent fasting alter hepatic lipid droplet proteome and diacylglycerol species and prevent diabetes in NZO mice. In: Biochimica et Biophysica Acta 1851: 566–576, 2015
– *Baumeier, Christian, et al.*: Kalorische Restriktion und Intervall-Fasten schützen durch Veränderungen des Leberfettstoffwechsels vor Typ-2-Diabetes. In: Adipositas 3, 2015
– *Cagampang, Felino R., Bruce, Kimberley D.*: The role of the circadian clock system in nutrition and metabolism. In: Br J Nutr 108: 381–392, 2012
– *Chaix, Amandine, et al.*: Time-Restricted Feeding Is a Preventative and Therapeutic Intervention against Diverse Nutritional Challenges. In: Cell Metabolism 20: 991–1005, 2014
– *Cornelius, Carolin, et al.*: Stress responses, vitagenes and hormesis as critical determinants in aging and longevity: Mitochondria as a "chi". In: Immunity & Ageing 10: 15, 2013
– *Danilenko, Konstantin V., et al.*: Influence of timed nutrient diet on depression and light sensitivity in seasonal affective disorder. In: Chronobiol Int 25 (1): 51–64, 2008
– *Gill, Shubhroz, Panda, Satchidananda*: A Smartphone App Reveals Erratic Diurnal Eating Patterns in Humans that Can Be Modulated for Health Benefits. In: Cell Metabolism 22: 1–10, 2015

– *Harvie, Michelle, et al.*: The effect of intermittent energy and carbohydrate restriction v. daily energy restriction on weight loss and metabolic disease risk markers in overweight women. In: Br J Nutr 110: 1534-47, 2013

– *Hatori, Megumi*: Time-Restricted Feeding without Reducing Caloric Intake Prevents Metabolic Diseases in Mice Fed a High-Fat Diet. In: Cell Metabolism 15: 848–860, 2012

– *Leger, Damien, et al.*: The role of sleep in the regulation of body weight. In: Mol Cell Endocrinol 15: 00337–8, 2015

– *Longo, Valter D., Mattson, Mark P.*: Fasting: Molecular Mechanisms and Clinical Applications. In: Cell Metabolism 19: 181–192, 2014

– *Mattson, Mark P., et al.*: Meal frequency and timing in health and disease. In: PNAS 47: 16647–16653, 2014

– *Mattson, Mark P.*: Hormesis Defined. In: Ageing Res Rev 7 (1): 1–7, 2008

– *Oike, Hideaki, et al.*: Nutrients, Clock Genes and Chrononutrition. In: Curr Nutr Rep 3: 204–212, 2014

– *Rothman, Sarah M., et al.*: Brain-derived neurotrophic factor as a regulator of systemic and brain energy metabolism and cardiovascular health. In: Ann NY Acad Sci 1264: 49–63, 2012

– *Settembre, Carmine, et al.*: Signals for the lysosome: a control center for cellular clearance and energy metabolism. In: Nat Rev Mol Cell Biol 14 (5): 283–296, 2013

– *Varady, Krista A.*: Short-term modified alternate-day fasting: a novel dietary strategy for weight loss and cardioprotection in obese adults. In: Am J Clin Nutr 90 (5): 1138-43, 2009

NÜTZLICHE ADRESSEN

aid infodienst
Ernährung, Landwirtschaft,
Verbraucherschutz e.V.
Heilsbacherstraße 16
53123 Bonn
www.aid.de

Deutsche Gesellschaft für Ernährung e.V.
Godesberger Allee 18
53175 Bonn
www.dge.de

Österreichische Gesellschaft für Ernährung
c/o AGES Bürotrakt WH
Spargelfeldstraße 191
A-1220 Wien
www.oege.at

Schweizerische Gesellschaft für Ernährung
Schwarztorstrasse 87
Postfach 8333
CH-3001 Bern
www.sge-ssn.ch

REGISTER

Körpertyp 38
Krafttraining 67
Kräuter 12, 27, 47, 73f
Kurzzeit-Fasten 8ff, 18f, 26, 31f, 38, 45, 48ff, 52, 54f, 59, 67, 72

Laborwerte 19, 30, 37, 50, 54
Lebensmittel 10, 14, 16f, 47, 51, 57
Lebensstil 13, 17, 30, 37, 44, 49ff, 54, 65
Leber 28, 32, 34, 37, 41, 49, 61, 71, 73
Leitungswasser 70f, 77
Leptin 23

Magen 14ff, 29, 31, 41, 49, 60, 70f, 73, 79
Mahlzeiten 8, 11, 13ff, 18, 29ff, 35, 39, 44ff
Marathon-Esser 14, 38
Medikamente 49, 67, 74
Melanopsin 20
Melatonin 20
Mikrobiom 39f
Milch 53, 68f
minimale Konstanz 25
Mitochondrien 63
Motivation 19, 24, 66
Muskelaufbau 25ff, 45
Muskeln 19, 24f, 31, 34, 45, 50, 63ff, 67, 79

Nacht 8, 11, 13, 20, 22ff, 29ff, 35ff, 39, 41, 44, 46, 50f, 54f, 71
Nachteulen 22, 24
Nährstoffe 11, 30, 44, 79
Near-Water-Getränke 77
Nerven 19, 23, 25, 27, 40f, 48, 53, 69, 79
Nieren 34, 49, 70f, 79
Norephedrin 41
Null Kalorien 19, 32, 52, 77, 79
Nüsse 12, 47, 57, 68f

Obst 27, 47, 52
Opioide 57
Protein 32, 37, 47f, 69
psychologische Tricks 57

REM-Schlaf 22
Reparatur 9, 19, 37
Restaurant 56f
Ruhephase 12, 24, 30

SAD (Saisonal abhängige Depression) 21
Salzhaushalt 79

Sättigung 12, 14f, 22, 48, 68
Schichtdienst 22
Schilddrüse 41, 67
Schlaf 9, 11, 13, 20ff, 28ff, 33, 35, 39, 45f, 49f, 63, 78
Schlaf-Wach-Rhythmus 28
Schrittzähler 65
16-Stunden-Fasten 31, 51, 54
Serotonin 41
Snacks 11, 29, 35, 37f, 47, 50, 56ff
Sonne 13, 20, 23, 35
Sport 11, 25, 27, 32f, 62ff, 67
Steinzeit 12f, 17, 27
Stoffwechselerkrankungen 23, 30, 49
Stress 19, 23, 26f, 38, 78

Tag- und Nachtrhythmus 11
Tageslicht 12f, 20f, 23, 29f, 35, 41, 53, 62
Tee 47, 71f
Timing 11, 16, 21, 23, 30f, 33, 40
Training 9, 25ff, 62f, 65, 67
Trinken 10, 14, 41, 44f, 47, 60, 70f, 73, 76, 78f

Übergewicht 8, 12f, 23, 28, 30, 39f
Uhr-Diät 8, 11, 15, 18, 24, 32, 38, 44ff, 57, 62f, 67, 72, 76
Urin 71, 79

Varady, Krista 48
Vegetarier 38f
Verdauung 14f, 23, 28f, 31, 33, 39ff
24-Stunden-Takt 11, 22, 35, 50, 55
Vitamine 17, 27, 40, 61, 73
Vollkornprodukte 47, 61, 78

Wachstumshormone 41
Walking 64f
Wasser 12, 32, 45, 47, 70ff, 76f

Zeitbeschränktes Essen 8
Zellschäden 19, 37
zentrale Uhr 24, 29
zirkadianer Rhythmus 28f
Zuckerstoffwechsel 19, 23, 38, 41, 47
20-Stunden-Fasten 55
12-Stunden-Fasten 8f, 31, 49f, 54

500-KALORIEN-REZEPTE

REZEPTE FÜR JEDEN TAG

IMPRESSUM

© 2016 ZS Verlag GmbH
Türkenstraße 9
D-80333 München

ISBN 978-3-89883-520-6
1. Auflage 2016

Projektleitung: Kathrin Ullerich
Rezepte und Texte: Elisabeth Lange
Lektorat: Kathrin Gritschneder
Grafische Gestaltung: Ronja Bernhardt, Claudia Wolff
Fotografie: Silvio Knezevic
Foodstyling: Sven Christ
Herstellung: Peter Karg-Cordes
Producing: Jan Russok
Druck & Bindung: L.E.G.O., Vicenza

Die ZS Verlag GmbH ist ein Unternehmen der Edel AG, Hamburg.
www.zsverlag.com
www.facebook.com/zsverlag-

BILDNACHWEIS

Fotos: Silvio Knezevic (www.silvioknezevic.com)
Icons: Shutterstock

WICHTIGER HINWEIS

Die in diesem Buch veröffentlichten Ratschläge und Rezepte wurden
von der Autorin mit größter Sorgfalt erarbeitet und vom Verlag geprüft.
Dennoch kann keine Garantie übernommen werden. Letztlich müssen
Sie selbst entscheiden, ob und inwieweit Sie die Ratschläge umsetzen
können und möchten. In Zweifelsfällen lassen Sie sich zuvor bitte von
einem Arzt beraten. Weder die Autorin noch der Verlag können für
eventuelle Schäden, die aus den im Buch gegebenen Hinweisen resul-
tieren, eine Haftung übernehmen.